CON EL ALMA
EN UN HILO

CON EL ALMA EN UN HILO

NOCHES DE GUARDIA

Dr. Ricardo Perera Merino

Número de Control de la Biblioteca del Congreso
de EE. UU.:   2011914043
ISBN: Tapa Blanda   978-1-4633-0189-7
                 Libro Electrónico   978-1-4633-0188-0

La información, ideas y sugerencias en este libro no pretenden reemplazar ningún consejo médico profesional. Antes de seguir las sugerencias contenidas en este libro, usted debe consultar a su médico personal. Ni el autor ni el editor de la obra se hacen responsables por cualquier pérdida o daño que supuestamente se deriven como consecuencia del uso o aplicación de cualquier información o sugerencia contenidas en este libro.

Este Libro fue impreso en los Estados Unidos de América.

**Para hacer pedidos de copias adicionales de este libro,
por favor contactar con:**
Palibrio
1663 Liberty Drive, Suite 200
Bloomington, IN 47403
Para llamadas desde los EE.UU 877.407.45847
Para llamadas internacionales +1.812.671.9757
Fax: +1.812.355.1576
ventas@palibrio.com
346091

CONTENIDO

El doctor Ricardo Perera Merino obtuvo el título de Médico Cirujano en la facultad de Medicina de la UNAM. Hizo estudios de posgrado en Cirugía Vascular, durante cinco años, en las universidades de Heidelberg y Ulm, Alemania, en la de Utrecht, Holanda, y en la de Londres, Inglaterra. Trabajó en el Instituto Mexicano del Seguro Social como médico familiar, director de una clínica de consulta externa y médico de Urgencias. Integrante de los Servicios Médicos del Distrito Federal, fungió durante cinco años como director del Hospital de Urgencias "Balbuena" y posteriormente, hasta su jubilación, como cirujano vascular del Hospital de Urgencias "Xoco". Desde 1974, hasta la fecha, ha ejercido la medicina privada.

ACLARACIÓN

Los relatos: 1 (La Frontera), 2 (La Deuda), 4 (La Prueba), 5 (Joel), 7 (El Parto), 8 (La niña y la "mafia"), 9 (Tatuajes), 12 (Valentín), 13 (El Fantasma) y 15 (El Chantaje) están basados en hechos reales ocurridos en los hospitales "Balbuena" y "Xoco", pertenecientes a los Servicios Médicos del Departamento del Distrito Federal, entre los años 1972 y 2002

Los relatos: 3 (La Primera Noche de Guardia) y 11 (La Novatada) están basados en hechos reales ocurridos en el antiguo Hospital Central de la Cruz Roja Mexicana, en los años 1957 y 1958 respectivamente.

Los relatos: 6 (Los Malvados), 10 (Un Hospital Peligroso) y 14 (Por el Centro de un Caracol) son ficticios, aunque inspirados en situaciones y circunstancias muy comunes de la vida hospitalaria.

La FORMA de todos los relatos es ficticia.

Los nombres de los médicos que aparecen en los relatos son reales, sin embargo no se corresponden necesariamente con los nombres de los médicos que realmente manejaron los casos presentados, o que fueron parte de las historias. Algunos de ellos nunca trabajaron en hospitales de urgencias. Se trata de médicos a quienes admiro. Citarlos tiene como finalidad rendir un reconocimiento a su calidad profesional y reiterarles mi amistad y mi afecto.

LA FRONTERA

(A modo de introducción)

Vago por el hospital con el alma en un hilo. Estoy en todas partes y lo sé todo. Soy un testigo omnisciente y con don de la ubicuidad.

Vivo la circunstancia de los enfermos, la de los médicos y la de usted que sufre, se impacienta y llora en la sala de espera. Cuando usted se sienta en una butaca de la sala de espera del servicio de urgencias, se sienta en mí. Soy la mesa de operaciones donde acuestan a los pacientes para operarlos. Soy las lámparas del quirófano que dan luz, el gas que anestesia, las camas de internamiento. Soy todos los insumos y su carencia. Soy el herido y quien lo opera. Soy esperanza y tristeza, dolor y satisfacción.

Entre usted y el hospital hay una frontera. También soy esa frontera, y más. Soy el niño que es conducido a un cubículo del servicio de urgencias, soy la fractura expuesta que presenta en la pierna, soy la madre que se queda llorando afuera, soy el médico que atiende al niño, soy la rabia de ese médico por no contar con lo necesario para atenderlo bien. Soy la indiferencia de los médicos para comunicarle a usted que su familiar está fuera de peligro. Soy el empleado administrativo que lo trata con deferencia o indiferencia. Y soy usted que agradece o que grita, que entiende o que es intolerante.

Soy la ciudad que es ajena a los doscientos dramas que tienen lugar en este hospital todos los días. Soy la bala que lo hiere, el dedo que jala del gatillo, las manos que lo salvan, o lo intentan. A pesar de todo no existo. Soy imaginario, pero soy real.

Vago con el alma en un hilo por un hospital de sangre de una ciudad con veinte millones de habitantes asolados, amedrentados por unos cuantos miles de canallas. Soy testigo de negligencia y de proezas. De carencias injustificables. Soy funcionario que cuida su puesto, y que miente. Soy funcionario que cumple y se topa con paredes sordas, insensibles. Soy director y camillero, cirujano y enfermera, soy camilla y soy usted que va acostado en ella, muerto de miedo.

Frente a mí está usted. A mis espaldas está un servicio de urgencias, médicos, enfermeras, trabajadoras sociales, técnicos de laboratorio, de rayos equis; un banco de sangre, salas de operaciones, unidad de terapia intensiva, salas de internamiento. Y soy un ser humano, enfermo o herido de gravedad, al que usted ama.

Yo separo. A usted, de un mundo médico. A un mundo médico, de usted. Yo no debería existir. En lugar de frontera infranqueable debería ser canal de comunicación, pero no lo soy. Soy una franja indiferente e injusta.

Lo que miro, mire para donde mire, es dolor, cansancio, preocupación, necesidad de una mano amiga y necesidad de dar la mano. Miro incomprensión e indolencia; pero también responsabilidad y amor.

La semana pasada sucedió algo que me emocionó. Una mujer quería pasar *"aunque sea un minutito para ver a mi hijo"*. Quién sabe cómo, pero logró evadir al policía que vigila la puerta de acceso al área de urgencias. Más adelante la detuvo un médico y sin preguntarle que qué se le ofrecía le dijo que no podía pasar. La mujer iba a explicarle pero el médico, sin escucharla, llamó al policía. Cuando éste retiraba a la mujer otro médico intervino, uno mayor y con más jerarquía. Dijo:

-Pase, señora. Su hijo está en el cubículo cuatro y está bien. Le ruego que vuelva a salir en cinco minutos. Personalmente la mantendré informada de lo que vamos hacer con su niño.

Cuando se quedaron solos, este médico le preguntó al primero:

-¿Alguna vez has estado de aquel lado?

-No te entiendo.

-Te pregunto que si alguna vez has estado en una sala de espera mientras tu hijo de ocho años está, solo y su alma, en un servicio de urgencias con una herida en la cabeza y con una cortada en la cara. Solitito, rodeado de heridos y de desconocidos.

El otro médico agachó la cabeza se quedó pensativo. Cosas así me gustan, me animan, pero no son frecuentes. Quienes están dentro nunca han estado en el lugar de usted, pero usted tampoco ha estado nunca en el lugar de ellos.

Ayer pasó algo. Déjeme contarle.

Llegó una jovencita hecha una desgracia. Su novio se estrelló a ciento veinte kilómetros por hora contra una barda. Corría como loco su motocicleta. Allá quedó él, muerto instantáneamente. La joven salió proyectada hacia adelante. La trajo una ambulancia de rescate y fue recibida de inmediato por los médicos de guardia. Eran las diez de la noche. Su estado era de extrema gravedad. Antes de que transcurrieran cinco minutos ya le estaban practicando todas las maniobras de resucitación porque venía sin presión arterial y perdía mucha sangre. De inmediato le empezaron a pasar líquidos por dos venas en tanto le determinaban el tipo sanguíneo. La llevaron a un quirófano y le abrieron el vientre. Tenía estallado el bazo y el intestino grueso. Además, conmoción cerebral y fractura expuesta de una pierna. La sangre que requería llegó a tiempo a la sala de operaciones. No exagero si le digo a usted que, luego de resucitarla, le salvaron la vida. Todos cuantos intervinieron en el caso actuaron de manera oportuna y eficiente. El médico que la operó es un cirujano notable.

La trabajadora social logró localizar a los familiares cuando ya la muchacha había sido operada y estaba en una cama de la unidad de cuidados intensivos, pero ella, la trabajadora social, no sabía que la joven ya había sido operada. Llegó mucha gente. Gente acomodada, de dinero, con poder.

La madre preguntó por su hija, y aquí, en "la frontera", le respondieron que estaba reportada como muy grave. La madre rogó que se le permitiera entrar. No le dieron permiso porque "*a la paciente apenas la van a operar*". Pero no era así. Lo sé porque yo soy ella y soy yo el que la operó y soy quienes ayudaron al cirujano y quien administró la anestesia y soy la cama en la unidad de cuidados intensivos donde ella libra una batalla contra la muerte.

Lo peor del caso es que, como ya dije, la trabajadora social no le mintió a la madre, sino que ignoraba que la joven ya había sido operada exitosamente. La madre pidió entonces hablar con un médico. Le dijeron que el doctor Alfredo Luengas, médico responsable del caso, estaba muy ocupado con todos los preparativos, que esperara, pero la verdad es que Alfredo Luengas, que había operado de manera magistral a la jovencita, la hija de la señora poderosa, estaba ya cenando en el restaurante del hospital y conversando con otros compañeros.

La señora utilizó su teléfono móvil e hizo varias llamadas. En menos de media hora, tiempo durante el cual ella lloraba desconsolada, llegaron más personas. Un médico de confianza de la familia, que exigió entrar al servicio de urgencias del hospital y entró; un abogado que venía hecho un energúmeno y amenazó con presentar una demanda contra todo el personal de guardia, y un alto funcionario del Departamento del Distrito Federal que amenazó con "cortar cabezas" y habló desde aquí, desde el teléfono del personal de recepción que está en la "frontera", con el señor Regente de la ciudad. Éste llamó al Jefe de los Servicios Médicos, quien a su vez le habló al director del hospital. Un mundo de gente me cruzó. Todos gritaban y amenazaban. Al poco rato llegó la lujosa ambulancia de un hospital privado para llevarse a la joven herida una vez que se llenaran los requisitos legales correspondientes, cosa que ya tramitaba aceleradamente el abogado de la familia y un médico del hospital privado que iba a firmar la responsiva que exige la ley.

La madre y su abogado, el director del hospital y el alto funcionario del Departamento del Distrito Federal cruzaron la frontera y entraron al área hospitalaria. Ahí se enteraron, por desinformaciones que proceden de "metiches" desinformados y malintencionados, que el doctor Alfredo Luengas, responsable del caso, "estaba echando relajo en el comedor". Allá le cayeron.

La madre de la muchacha, que vio a cuatro o cinco médicos comiendo tortas "conchudamente", platicando y riendo, se les fue con una andanada de insultos. Al doctor Alfredo Luengas le gritó que era *"un piche burócrata irresponsable"* y que no descansaría hasta verlo en la cárcel. El director del hospital pidió explicaciones. Alfredo Luengas, que es un médico de mucha experiencia, captó la situación de inmediato y sin discutir ni defenderse dijo al director del hospital que lo siguiera. La madre se fue tras ellos. Y menuda sorpresa se llevaron todos cuando el médico de la familia, que llegaba para incorporarse al grupo, dijo al doctor Luengas: *"¿cómo le va maestro?"*. Y en seguida se volteó y le dijo a la madre de la muchacha que su maestro era un excelente cirujano y que iba a pedirle que hiciera todo lo posible por operar de inmediato a la joven. El director, el doctor Luengas y el médico de la familia entraron a la sala de terapia intensiva. La madre y el funcionario del Departamento del Distrito Federal esperaron en el pasillo. Se quedó con ellos el doctor Fructuoso Ponce, que fue el que dio la anestesia y les explicó todo. La mamá de la muchacha preguntó incrédula que si a poco ya la habían operado. El doctor Ponce le dijo que habían terminado hacía más de dos horas y que la paciente se encontraba estable, muy delicada pero por el momento fuera de peligro.

Cuando salieron los médicos de la sala de terapia intensiva la mamá de la muchacha abrazó al doctor Luengas y le ofreció disculpas por haberle gritado "burócrata irresponsable". El funcionario del Departamento del Distrito Federal, que unos momentos antes había amenazado con "cortar cabezas", se mostraba muy orgulloso por el servicio que prestan "sus" hospitales. El médico de la familia desaconsejó que la muchacha fuera trasladada a otro hospital y se expresó con encomio de su maestro y de la experiencia que el hospital tiene en problemas traumáticos. El abogado de la familia se quedó con las ganas de demandar. La muchacha está evolucionando muy bien.

Yo soy el único que sé toda la verdad de este asunto. La verdad es ésta: cuando la madre de la muchacha llegó a preguntar por su hija, la trabajadora social, que le había dicho que pensaban operarla, basó su informe en la nota de la libreta de trabajo social que decía: *pendiente de pasar a quirófano.* Cuando terminó de operar, el doctor Alfredo Luengas, que estaba muerto de sed y de hambre, se fue a cenar al comedor del hospital olvidándose de reportar a trabajo social que la paciente ya había sido operada. Se acordó de hacerlo cuando se sentó a la mesa del comedor y entonces pidió a uno de los médicos residentes que pasara el reporte. El residente de cirugía se dirigió a la oficina de trabajo social, pero se encontró en el camino con una enfermera que le pidió revisar a un paciente del segundo piso que estaba vomitando mucha sangre. El médico residente fue a ver al paciente y se olvidó del encargo.

Toda la confusión que se armó fue por falta de comunicación. Y la falta de comunicación es porque quienes están de este lado de la "frontera", ignoran las penurias de quienes están del otro lado. Y viceversa, no crea que no, porque los de este lado también tienen la cabeza llena de problemas.

Debería haber una comunicación constante entre médicos, trabajadores sociales y familiares. ¡Es tan fácil! Pero hay otro aspecto que no he mencionado, que usted ignora, que ignora todo mundo y que ignoran los funcionarios del Departamento del Distrito Federal, como el que llegó con la espada desenvainada para cortar cabezas y quedar bien con su jefe y luego se mostró "orgullosísimo" del servicio prestado. Y tampoco lo conoce el director del hospital o si lo conoce le vale madre. Ese aspecto es el siguiente: el doctor Alfredo Luengas operó a la hija de la señora poderosa con instrumental de su propiedad. Instrumental que él compró y que trae consigo todas las noches que está de guardia. Él, como todos los cirujanos aquí, trae sus propias tijeras quirúrgicas, porque las tijeras de aquí no cortan, muerden. Traen sus propias pinzas y porta agujas, su propio material de sutura. Las carencias que hay en el hospital son abrumadoras.

Después de operar a la jovencita, salvarle la vida y estar a punto de ser linchado (por una imperdonable falta de comunicación), "los doctores Luengas" operan a un balaceado, tal vez a un paciente con apéndice perforado o a uno con lesión de alguna arteria vital. A las tres o cuatro de la mañana, rendidos, buscan donde descansar un rato, recuperar energías por si llega otro moribundo. Unos van al estacionamiento y se hacen rosca en el asiento trasero de sus automóviles; otros buscan una cama en cualquier sala de internamiento. Medio dormitan entre "ayes", ruido de "patos y cómodos" que colocan o retiran las enfermeras del servicio, conviviendo con enfermos, muchos de ellos contagiosos. No cuentan con un lugar adecuado para descansar. Y si le dijera a usted lo que ganan, no lo creería.

Hace poco operaron a un jovencito que recibió un balazo en el tórax. Le disparó otro joven. Todo sucedió durante la fiesta de fin de cursos de una escuela preparatoria. El joven herido entró a la fiesta con dos amigos y una botella de ron. El agresor, que es un mequetrefe insolente y bravero le pidió la botella. El otro respondió que con gusto le invitaba un trago, pero que no le daba la botella. Siguió su camino y recibió un impacto de bala por la espalda. Llegó vivo al hospital porque Dios es muy grande. El proyectil le atravesó el ventrículo izquierdo del corazón. Dos orificios. El doctor Federico Morales le abrió el pecho y le reparó las lesiones. Él es un cirujano habilísimo. Veinticuatro horas después, cuando ya estaba fuera de peligro se llevaron al jovencito a un hospital privado. En ese hospital lo único que hicieron fue vigilarlo. No necesitaban hacerle más. Cobraron una fortuna. Ocho días después le quitaron los puntos de sutura. La familia está agradecidísima con los médicos del hospital privado. Yo lo sé porque también soy alma que se lleva el diablo a cualquier parte. Ni el joven herido de muerte, ni sus familiares, conocen siquiera el nombre de los médicos que realmente le salvaron la vida. Tenían prisa por sacarlo de este hospital público cruel, heroico, pobre y rico.

Hace algunos años, algunos médicos y enfermeras "robaban" de hospitales institucionales (del IMSS, del ISSSTE), donde laboran en otros turnos, material indispensable para traerlo aquí y poder trabajar. Desde gasas estériles, sueros, equipos para venoclisis, vendas de yeso y tela adhesiva, hasta material de sutura para vísceras, venas o arterias, y diferentes tipos de sondas especiales. Eran los "Robin Hood" de la medicina pública. Eso se acabó porque ahora la medicina institucional está casi tan jodida como la pública. Ahora piden el material que se requiere, y que aquí no hay, a los familiares, a ustedes, y ustedes lo van a comprar y lo traen, pero ¿cómo pedir y lograr que se consiga material indispensable, las más de las veces poco común, a las dos de la mañana? ¿En dónde? Y urge. Por eso los médicos traen lo que les es indispensable y lo pagan de su bolsillo. Es eso, o venir a cumplir con su guardia elaborando y firmando notas médicas de ingreso, en las que se consigna que no se pudo hacer nada por falta de material.

¿Puede usted, que es arquitecto, construir una casa sin tabiques, sin varillas y sin cemento? No. Lo que hace usted es parar la construcción, pero los médicos no pueden parar, o dejar de practicar una operación de urgencia. Abra usted un tórax, véalo inundado de sangre, aspírela, mire los dos orificios en el corazón, intente ocluirlos con sus dedos pulgar e índice, escuche decir a sus espaldas que no hay sangre ni material de sutura apropiado para reparar los agujeros que presenta el ventrículo izquierdo, que no hay camas disponibles en la unidad de cuidados intensivos y, sin más, vuelva a cerrar el pecho abierto. ¡Imposible! Si lo hace muere un joven y a usted se le viene encima medio mundo, y su conciencia.

Así son aquí las cosas. No crea que todo es indiferencia, aunque hay indiferentes; no todo es negligencia aunque hay negligentes. Este hospital no está enclavado en un pueblito, está en el corazón de una ciudad, la más extensa y poblada del mundo, insegura, hostil, donde la vida transcurre en condiciones bélicas, de horror.

Hay barrios donde a una muchachita de trece años le jalan los labios y se los vuelan, de arriba hacia abajo, de un balazo. Por no querer dar un beso, sólo por eso. Arrabales donde un simpático gordito de catorce años, que va por el pan a las siete de la noche, cae al suelo luego de escuchar un estruendo. En su muslo se ve un boquete enorme del que mana sangre a borbotones. Hay pleito entre pandillas rivales y surgen las bombas "hechizas". La bomba que casi le amputa la pierna a este adolescente hizo un boquete de cuarenta centímetros de diámetro en la cortina metálica de un almacén cerrado. A él sólo lo hirió un fragmento. Si lo hubiera alcanzado la "bombita" no hubieran podido encontrar un pedazo de él que fuera más grande que una naranja. Aquí no se andan las cosas por las ramas. Cada guardia es una aventura. Usted está afuera sufriendo, o bien adentro muriendo, pariendo, luchando por sobrevivir. Otros están de aquel lado luchando por trabajar, por ejercer su profesión, que en muchos casos es una verdadera vocación.

Yo, que me muevo por aquí con el alma en un hilo y que además soy alma que se lleva el diablo a cualquier parte, le cuento todo esto porque lo sé y porque me duele y porque me llena de orgullo y porque me lleno de rabia. Quiero que usted lo sepa y que lo sepa todo mundo. Aquí suceden cosas dignas de contarse y que merecen reconocimiento. Nuestros hospitales de urgencia, tan denostados por todos, precisan de ayuda, de dirigentes que se pongan la camiseta y se involucren, no de patanes indiferentes que cuidan el puesto y que cobran puntual e inmerecidamente sus quincenas. Que se larguen a donde les plazca los malos y los peores, que sólo se queden los buenos. Y los buenos son muchos. Sépalo usted porque lo sé yo.

Y ahora lo dejo, para que se entere de otras historias.

LA DEUDA

El licenciado Jesús Altamirano, agente del Ministerio Público asignado al Hospital de Urgencias Sur, inclinó el cuerpo hacia adelante, miró con enojo al médico que estaba sentado frente a él y dijo:

-Diga el declarante de dónde sacó los dos billetes que están a la vista.

El doctor Fausto Pérez Jácome encendió un cigarrillo, le dio una larga fumada, exhaló el humo y apartó la vista del licenciado Altamirano. Se veía cansado. Las tres últimas horas las había pasado en el quirófano, luchando por salvar la vida a un joven baleado. Una bala calibre 38 le había penetrado el abdomen y destrozado una buena parte del lóbulo izquierdo del hígado. En su cara se podían ver las marcas dejadas por el cubre bocas que tuvo puesto durante la operación. Vestía aún el pijama quirúrgico que, aquí y allá, mostraba manchas de sangre. Volteó hacia la secretaria y dijo, muy tranquilo:

-Los dos billetes, como ya declaré, estaban bajo el lóbulo derecho del hígado de José Guadalupe Alpuche.

El licenciado Altamirano dio un manotazo sobre el escritorio, se levantó, ordenó a la secretaria no escribir y volvió a dirigirse al doctor Pérez Jácome.

-Puedo presentar cargos contra usted, doctor. Cargos por insistir en su burla a la autoridad. ¿Pretende usted que haga yo asentar en el acta ese disparate?

-Proceda como quiera, licenciado—respondió Fausto mientras se levantaba—Yo me voy a dormir porque estoy muerto de sueño. Son las cuatro de la mañana, ya es domingo de Resurrección.

El agente del Ministerio Público lo detuvo.

-¡Declare! Y repita los detalles de su primer testimonio. Pero tenga en cuenta que puedo utilizar en su contra todo lo que diga.

El médico movió la cabeza, hastiado, miró a ninguna parte, se encogió de hombros y volvió a sentarse. Enseguida dijo, mientras se frotaba los ojos:

-Escriba con cuidado, señorita secretaria, porque lo que voy a declarar no lo vuelvo a repetir. El billete de doscientos pesos estaba donde debió estar la vesícula biliar, justo en la cara inferior del lóbulo derecho del hígado de José Guadalupe Alpuche. La vesícula estalló por el impacto y todo su contenido se desparramó en la cavidad abdominal. El billete se ve muy bien ahorita, casi nuevo pudiera decirse. Está extendido y lavado. Nadie tiene la menor duda de que es un billete de doscientos pesos, pero hace dos horas era una especie de tumorcito amarillento y raro cubierto de coágulos. Lo cogí entre el pulgar y el índice, lo apreté, comenté con el doctor Jorge Arévalo que podría tratarse de un cálculo biliar y le pedí que él mismo lo llevara con el patólogo en el transcurso de la mañana. El doctor Arévalo lo medio limpió echándole suero, lo observó y dijo: "tu supuesto cálculo biliar tiene numeritos". No era momento para poner mucha atención a lo que él dijo, porque el hígado tenía un boquete y del boquete manaba mucha sangre. Seguimos operando. El otro billete, el de cien pesos, lo sacamos de casualidad porque quedó pegado al tubo del aspirador, el cual tenía yo colocado en el desgarro que produjo la bala en el hígado. Seguramente estaba hasta el fondo de la lesión. Tampoco se veía como billete. También parecía tumorcito o cálculo. Logramos detener la hemorragia y resecamos una parte del lóbulo hepático izquierdo. Lavamos perfectamente y volvimos a revisar todo. Aún así, no podría asegurar en este momento, ciento por ciento, que ya no hay dinero en ese hígado. Si el paciente se recupera le tomaremos radiografías. Y ahora, mientras usted me demanda licenciado, me voy a dormir. Buenas noches.

José Guadalupe Alpuche, alias "El Monje", estaba sobrio la noche del sábado de Gloria. Pero su "compa", que ni era su compadre, Rubén Santos, alias "El Nel", se traía una onda de cuarenta y ocho horas. Había empezado a beber ron el jueves Santo.

Seis semanas antes, precisamente el miércoles de Ceniza, José Guadalupe le prestó trescientos pesos a Rubén. Fue durante una borrachera. "*Préstame trescientos pesos compita. Te los pago de hoy en ocho*". Rubén siempre ha sido bocón en la borrachera y escurridizo a la hora de cumplir con su palabra. José Guadalupe Alpuche le cobró varias veces, de manera tranquila. El domingo de Ramos le dijo, ya en franco tono de amenaza: "*O me pagas antes de que termine la semana Santa, compadre, o te rompo tu pinche madre*".

El sábado de Gloria, Rubén Santos fue a buscar a José Guadalupe. Lo llevó en auto su primo Martín. La calle estaba vacía, eran las once de la noche. El primo tocó en la casa de José Guadalupe. La madre de éste asomó por una ventana y dijo muy enojada que su hijo no estaba y que no eran horas de despertar a la gente. Esperaron en el coche. Y mientras esperaban se acabaron una botella de ron. Cuando por fin apareció José Guadalupe, Rubén Santos ya estaba muy tomado.

Después de haber sucedido lo que sucedió anduvo prófugo nueve días. Lo detuvieron en Chilpancingo, Guerrero, en casa de un tío. A su primo Martín lo agarraron los policías judiciales el mismo domingo de Resurrección a las once de la mañana, en la iglesia. A las primeras de cambio, cuando se enteró de que estaba acusado por encubrir un intento de homicidio con los agravantes de premeditación, alevosía y ventaja, dijo que declararía todo lo que sabía. Lo primero que declaró fue que él nunca imaginó lo que su primo traía entre manos la noche anterior.

-Rubén tenía la manía de hacer chiquitos los billetes, señor licenciado. Desde que éramos chamacos los dejaba del tamaño de una uña, por eso no me extrañó que mientras platicábamos, esperando al "Monje", se pusiera a doblar billetes y . . .

-¿Cuántos?

-Dos licenciado. Hizo chiquitos uno de doscientos y uno de cien. Yo ni sabía, verdad de Dios, que le debía trescientos pesos al "Monje". Rubén siguió bebiendo y cuando ya los billetes estaban bien dobladitos sacó no sé de dónde un revólver calibre treinta y ocho, revisó que el tambor tuviera balas, lo hizo girar y lo cerró. Yo presentí que algo andaba mal y le pregunté que qué onda, que qué se traía, pero no me contestó. Ya estaba muy necio el "Nel", licenciado, y cuando se pone así no escucha a nadie. En eso estábamos cuando José Guadalupe apareció por la esquina, cruzó la calle y caminó hacia donde estábamos. Rubén lo miró acercarse. Cuando le pudimos distinguir la cara, porque estaba bastante obscuro, Rubén dijo quedito, como para él mismo: "*pinche ojete, hoy vamos a quedar a mano*". Fue entonces cuando le retacó los dos billetes dobladitos al cañón de la pistola y se bajó del coche. Ni tiempo le dio a José Guadalupe de nada. Le puso el arma en la barriga y dijo: "*aquí tienes tus trescientos pesos compadre*". Y . . . ¡PUM!, un sólo disparo y se desplomó el Monje. Rubén regresó al coche, me apuntó con la pistola y dijo: "*arranca güey*". Estaba bien borracho y pensé que también a mí me iba a disparar. Yo no huí del lugar de los hechos, licenciado; no hubiera dejado muriéndose a nadie, se lo juro. Ni siquiera a un desconocido, mucho menos al Monje que es mi amigo.

José Guadalupe Alpuche, de veintitrés años de edad, fue dado de alta hospitalaria nueve días después de su ingreso. Sus trescientos pesos no los ha recuperado. Se quedaron en algún juzgado como parte de las pruebas.

Ya levantó un acta para que se los devuelvan cuando termine el juicio contra Rubén Santos. Nadie puede poner en duda que esos billetes le pertenecen y que los traía consigo.

Diez días después de los hechos narrados, cuando Rubén Santos ya estaba preso, el licenciado Jesús Altamirano ofreció disculpas muy formales al doctor Pérez Jácome, cuya declaración había calificado como un "disparate".

-No se preocupe licenciado. Usted es nuevo aquí—dijo el médico. Cuando un agente del Ministerio Público es asignado por primera vez a un hospital de sangre, se sorprende de que sucedan ciertas cosas. Luego de un tiempo ya no se sorprende por nada. Las historias que afuera parecen macabras, son cosa de todos los días para nosotros. ¿No le han platicado que al licenciado Soberanes, el que estuvo aquí antes que usted, le mentó la madre un cadáver?

LA PRIMERA NOCHE DE GUARDIA

La primera noche de guardia de un estudiante de medicina es algo así como una noche de bodas, cuando la noche de bodas es realmente la primera. Ambas son largamente esperadas y tanto en una como en la otra entran en juego los cinco sentidos, la incertidumbre, el miedo y cierto orgullo de haber pasado por la experiencia.

En la primera guardia se distinguen a la perfección todos los olores de un servicio de urgencias. Todos penetrantes. Son olores de vida, de enfermedad, de muerte; también de alcohol, yodo, benjuí, merthiolate, sangre, orines, caca, vómito, pus, sudores y otros efluvios.

Todo se escucha: preguntas, órdenes, ¡ayes!, pedos, gritos, alaridos, cerrar de pinzas, cortar de tijeras, los propios pasos, jadeos, ruidos intestinales, sístoles y diástoles, correr de camillas, sillas de ruedas, agua que lava, vitrinas que se abren, disparo de rayos equis, aparatos que succionan o electro chocan, ulular de sirenas.

Todo se ve, se escudriña, se fisgonea. Se ven heridas; caras amarillas, rojas, moradas, asustadas, grises, hinchadas, huesudas, abotagadas, cadavéricas, dolientes o muertas. Miembros desprendidos, posiciones ginecológicas, sondas entrando (o saliendo) por las narices, boca, ano, pared abdominal o torácica. Se ve todo aquello que al mismo tiempo se está oliendo, y se ve un mundo blanco, azul, moviéndose con las caras tapadas, gorros en las cabezas, sangre en las manos o en las batas.

Se tocan caras, espaldas, senos, pulsos, nalgas, durezas, tumores, blanduras, crecimientos, humedades, cabecitas, instrumentos y aparatos, gasas, hilos de sutura, vendas, yesos, jeringas, botellas de suero, guantes de hule, vientres hinchados o enjutos. Se meten los dedos en las heridas, en las vaginas, en los rectos, en trayectos fistulosos. Se hunde el puño en agujeros que sangran.

La boca se reseca, y se amarga.

Con el tiempo se van acostumbrando los sentidos. Mejor dicho, se van haciendo selectivos, incluso más alertas. Sólo se huele, se ve, se oye y se toca, aquello que debe olerse, verse, oírse y tocarse. El gusto evoluciona. La amargura se torna en buen sabor y hasta llega a llenarse la boca de saliva.

Pero lo que predomina en la primera, en la primerísima noche de guardia, es el miedo. Y el miedo empieza cuando uno se está vistiendo para ir a ella. Es un rito, como de novillero que va al primer encuentro con la muerte.

Todo es blanco, hasta las suelas de los zapatos. Y cuando quien va a su primera guardia se mira en el espejo, ya listo y a punto de salir rumbo al hospital, se le mete muy adentro la certeza de que es un impostor. Es entonces cuando resalta el color negro de los tubos del estetoscopio metido en una bolsa de la bata blanca.

¡Un estetoscopio! ¿Para qué? ¿Para qué sirve? ¿Qué se supone que voy a oír si me pongo esta cosa en los oídos? Nada. Nunca he oído nada y ya me lo puse en el pecho y se lo puse a mi hermano y se lo apreté debajo del seno izquierdo a mi novia, y en la espalda a mi madre. Nada, silencio. Se trata de un aparato que tapa los oídos.

Así, blanco de cabeza a pies y con un estetoscopio negro en la bolsa de mi bata blanca, pálido, muerto de miedo, entré una noche al Hospital Central de la Cruz Roja para hacer mi primera guardia. En aquel entonces la Cruz Roja estaba en la encrucijada que forman las calles de Monterrey, Colima y el Oro, en la Colonia Condesa. Cursaba el tercer año de la carrera de Medicina y sabía nada, de todo. Me deparaba algunas sorpresas aquella noche de grito, quince de septiembre de mil novecientos cincuenta y siete. Lo curioso era que al miedo se aunaba otra sensación igualmente poderosa, también ineludible: el gusto. Había un gusto brutal por ir al encuentro de todo aquello. Un sentimiento difícil de explicar. Estarse zurrando de miedo por algo y al mismo tiempo disfrutarlo.

Poco antes de las ocho de la noche me presenté con el jefe de los practicantes de guardia. Él era un estudiante de quinto año que, después de pedirme la credencial de la facultad de medicina y corroborar que mi nombre, Edmundo Pombo, aparecía en una lista que estaba pegada a la entrada de la sala de urgencias, me dijo que fuera al descanso de los "médicos" de guardia.

Era un cuarto amplio en el que conversaban unos quince practicantes. Todos varones y todos estudiantes de tercero, cuarto y quinto año de medicina. En un rincón, aislados del resto, asustados como yo, estaban parados cuatro compañeros que estaban también por vivir su primera experiencia. Me uní a ellos.

El jefe de los practicantes entró a las ocho en punto de la noche. Era un muchacho fornido, moreno, muy serio.

-Para quienes no me conocen (al decir esto volteó a vernos) mi nombre es Carlos Juárez. Son las ocho de la noche de modo que ya estamos de turno. Los compañeros (nos señaló sin voltear) hacen hoy su primera guardia. Los cinco quedan asignados al servicio de ambulancias. Olguín—señaló a un muchacho moreno, muy delgado, de lentes—tú quedas responsabilizado por ellos. Ponlos al tanto. Aquellos de ustedes que estuvieron durante los últimos seis meses en el servicio de ambulancias quedan, a partir de hoy, asignados a la sala de urgencias. Tres a la sala de hombres, dos a la de mujeres. Los cinco bajo la tutela de Carlos Negrete. A partir de las dos de la mañana será la novatada.

Juárez salió y tras él fueron saliendo los demás. Olguín se acercó a nosotros, nos dijo que fuéramos al "cuarto de ambulancias" y se fue.

Salimos y pasamos a un lado del servicio de urgencias. Uno de los compañeros entró al vestíbulo que dividía la sala de hombres de la de mujeres. Los demás lo seguimos. De lo único que pude percatarme fue de una enfermera, monja, que picaba la vena de un niño. Alguien le dijo "hermana" y de inmediato la corpulencia de Carlos Juárez nos impidió el paso.

-¡Adónde van cabrones!

Los cinco nos quedamos mudos. Atrás de nosotros se escuchó la voz de Negrete.

-¡Les dijeron que al cuarto de ambulancias! ¿No entienden español?

El cuarto de ambulancias era un cuartucho obscuro que quedaba encima del estacionamiento de las ambulancias. Se subía a él por una escalera de cemento. Había dos literas, es decir, cuatro camas; una mesa de madera, un escusado y un millón de mosquitos.

Alberto Olguín llegó, señaló unos maletines negros que estaban sobre un estante e hizo que cada uno de nosotros abriera uno y lo vaciara. Lo hicimos sobre las camas y la mesa.

-Lo que contiene cada maletín está apuntado en la lista que está ahí (señaló una hoja de papel clavada con chinches a una pared). Lo que ven es lo que pueden llegar a necesitar cuando salgan a un servicio. Para que entiendan, se les acreditará como "servicio" una salida en la ambulancia. Pero sólo se toma en cuenta si atienden a alguna persona, la traigan o no al hospital; también si declaran a alguien como muerto. Al alguien que esté verdaderamente muerto, por supuesto. El chofer de la ambulancia y el camillero son siempre los testigos. De cada uno de ustedes llevaré un expediente. Aquí nadie se va a hacer pendejo. Cada vez que salgan en ambulancia deben llevar un maletín. Lo que se utilice durante el servicio debe reportarse a la hermana María de los Ángeles para que se reponga de inmediato. A ella la encuentran en el almacén de medicamentos. Ahora vamos a meter al maletín cosa por cosa para explicarles cuál es su uso y cerciorarnos de que no falta nada.

Olguín habló, sin parar, unos quince minutos. Yo lo oí atento o tal vez no. En lo único que pensaba era en que se me estaba proporcionando material médico, cosas que usan los médicos para atender casos médicos. Lo que es más, para atender urgencias.

¡Yo atendiendo urgencias!, cuando la verdad es que me sabía incapaz de atender a alguien con catarro.

Olguín terminó y nos asignó a cada uno un número. Del uno al cinco. A mí me tocó el tres. Eso quería decir que debía salir en la tercera ocasión en que sonara la "chicharra". Cada vez que una ambulancia era requerida para atender una urgencia en cualquier parte de la ciudad, sonaba estridentemente una chicharra. Después seguiríamos el orden que correspondiera.

De repente se escuchó una voz ronca. Alguien subía las escaleras. Olguín calló, se puso nervioso y fue a la puerta pero de inmediato se hizo marcialmente a un lado y se puso firme, como soldado. En el umbral apareció un hombre delgado, de baja estatura. Dio un paso y nos vio uno por uno. Tendría unos veintiocho años. Vestía zapatos blancos, pantalón blanco, playera blanca y sobre ésta un chaleco de estambre, negro. Su rostro era de rasgos angulosos, sus ojos miraban con firmeza. Su presencia me imponía, a pesar de que todavía no sabía quién era.

-Compañeros—habló Olguín—les presento al doctor Manuel Alvarado. Él es el Jefe de Residentes. Digan su nombre, en el orden de salida que les tocó, para que él los vaya conociendo.

-Pérez Jácome, Federico Morales, Edmundo Pombo, Eduardo Varela, Alfredo Luengas"—dijimos.

-Jóvenes—habló el doctor Alvarado, monótonamente y casi sin mover los labios—vengo a darles la bienvenida. Esta es su primera guardia y espero que no sea la última. Les toca, durante los próximos seis meses, cubrir todos los servicios de ambulancia. Transcurrido ese tiempo, si siguen con nosotros, pasarán a las salas del servicio de urgencias. El que no cumpla aquí, no sigue adelante. El que falte a una guardia sin justificación permanece un mes más en ambulancias, el que falte por segunda vez mejor no vuelva . . ."

El doctor Alvarado siguió hablando y yo volví a abstraerme. No me di cuenta cuando se retiró. Me trajo a la realidad el sonido agudo, continuo, de la chicharra.

-¡Servicio!—gritó Olguín—Sale el número uno.

Pérez Jácome palideció, se puso de pie y cogió un maletín. Nos vio a todos y voló escaleras abajo. La ambulancia ya estaba lista, con la puerta trasera abierta. Pérez Jácome saltó al interior. La puerta se cerró y la ambulancia salió disparada por la calle de Durango. Los demás nos miramos, consternados.

Olguín estaba a punto de retirarse cuando volvió a sonar la chicharra. Federico Morales se fue.

-¿Tú eres Pombo, no?—me preguntó Olguín.

-Sí.

-Y eres el número tres, por lo tanto sales en el siguiente servicio.

Olguín se movió para retirarse, pero Eduardo Varela, que era el "cuatro", lo detuvo con una pregunta:

-Doctor Olguín, entiendo, por lo que dijo el doctor Carlos Juárez, que a las dos de la mañana nos van a hacer una novatada. ¿Podemos saber de qué se trata?

-¿Novatada? ¿A ustedes?

-Eso dijo.

-Para ser novato debes haber pasado seis meses en ambulancias y seis meses de tutelaje en urgencias. A quienes se les va hacer la novatada están aquí desde hace un año. Ellos ya podrán instrumentar en los quirófanos cuando alguno de los Residentes así lo ordene. Todos son alumnos de cuarto año. Yo soy uno de ellos. Ustedes no son nada, ni siquiera sabemos si van a venir a la próxima guardia. Ya oyeron lo que dijo el doctor Manuel Alvarado. Lo que es más, ustedes no podrán estar presentes en la novatada. La primera novatada para todo practicante de la Cruz Roja es la suya.

La chichara volvió a sonar brutal, irremediablemente. Era mi turno.

La parte trasera de la ambulancia tenía dos bancas laterales, todo lo demás era de fierro. Ahí, sentado en una de las bancas, iba yo. El camillero viajaba adelante, con el chofer. La sirena aullaba y nos abría el paso. Llovía fuerte esa noche.

-Prepare sus cosas médico—escuché decir al chofer—se trata de un balaceado.

Desde la radio de comunicación escapaban voces y ruidos electrónicos:

"... *la ambulancia cuatro ochenta y seis cubra servicio a Niños Héroes y doctor García Diego ... diez cuatro ... enterado. Quedo en once ... Del puesto de socorros número uno requieren dos unidades de sangre be erre ache negativo ... cambio ... Enterado, verificando existencia en banco del hospital Juárez...*"

¿Mis cosas? ¿Cuáles cosas? ¿Qué quiso decirme el chofer? ¡El maletín negro, claro! Ése y su contenido eran mis cosas. Recordé la cara de Olguín y escuché su voz instruyéndonos sobre el uso que debíamos dar a cada medicamento. Una cátedra de de quince minutos. Maletín misterioso, atemorizante, muy manoseado, testigo de quién sabe cuántos servicios, durante quién sabe cuántos años.

"Las ampolletas grandes, café obscuro, son para quitar dolor. Las pueden aplicar intramuscular o intravenoso. Supongo que pueden canalizar una vena bajo cualquier circunstancia. ¿Me explico? Tenga el paciente lo que tenga, tenga o no tenga presión arterial audible, se le vean o no las venas, si está vivo, tenga los años que tenga o no tenga años sino meses, días u horas, ustedes tienen que encontrarle una vena sin pérdida de tiempo; en un brazo o en el cuello, en el otro brazo o en el pito, pero que no se les vaya a morir alguien por no disponer de una vía venosa para administración de líquidos y medicamentos.

"Las ampolletas café oscuro, pero chicas, son contra alergias, intoxicaciones, urticaria y hasta para mareos. Las cristalinas grandes son antiespasmódicos. Las de aro rojo contienen vitamina ka, úsenlas en caso de hemorragia si sospechan que el hígado del paciente no funciona bien, o por las dudas úsenlas en todos los casos de hemorragia.

"Con las cristalinas chicas mucho cuidado porque es adrenalina. ¿Oyeron?, a-dre-na-li-na. Ya están llevando Farmacología ¿no? Sus indicaciones y dosis son muy precisas y de eso tendremos una clase la próxima guardia"

Olguín nos había hablado de otras inyecciones para detener hemorragias uterinas, tonificar el corazón, dilatar los bronquios, subir la presión arterial o bajarla, y de otras para aplicar intravenosamente en caso de ataques epilépticos con mordedura de lengua, relajación de esfínteres y todo.

En ese momento, volando por la avenida de Los Insurgentes bajo un torrencial aguacero, con la sirena encendida a todo volumen y circulando sobre los rieles del tranvía, que hacían bambolearse peligrosamente a la ambulancia, no recordaba si eran ampolletas chicas o ampolletas grandes las de uso restringido, ni para que servían las ampolletas verdes.

En el maletín habían dos frascos de suero, jeringas y agujas estériles envueltas y selladas; alcohol, merthiolate. Una cajita alargada de cartón, ocluida con tela adhesiva, en la que se leía: "cardiopunción", y que contenía una aguja muy larga y un frasco ámpula del que se tenía que extraer el contenido para inyectarlo directamente al corazón en casos de paro cardiaco.

Todo era atemorizante, pero lo que hacía que me temblaran las piernas y el coraje era un bulto azul que contenía "lo estrictamente necesario para atender un parto". ¿Yo, atendiendo un parto? Dos pinzas hemostáticas, tijeras, cinta umbilical, gotas de nitrato de plata, un campo hendido y una compresa. ¿Cómo combinar adecuadamente—me preguntaba—esas pocas cosas? Era un impostor, pero no a tal grado.

El ulular de la sirena salía de los más profundo de mi cabeza y también las palabras, en ese momento muy claras, del doctor Manuel Alvarado, jefe de Residentes e Internos, jefe del jefe de practicantes, jefe de los siete jefes de guardia, jefe de todo mundo en las guardias nocturnas; cirujano de turno que se me figuraba como un mariscal de campo o un obispo:

-Si regresan con un cadáver será su primera y última guardia. Si la persona está muerta ya no la levantan y dan aviso por radio al servicio médico forense, pero si está viva, no importa qué tan grave esté, no importa si agoniza, ustedes tienen que traerla viva al hospital. ¿Está claro? Y no vayan a dar por muerto a un vivo, porque entonces van pensando en estudiar otra carrera o buscar trabajo en "Sears".

La ambulancia se detuvo frente a una casa de dos pisos. Afuera había mucha gente y dos carros patrulla, con sus luces rojas encendidas y girando, cerraban cada extremo de la calle. Había un montón de curiosos que se abrían para que yo pasara. Atrás de mí venían el chofer y el camillero.

Supe de inmediato que estaba en un burdel. Las mujeres, muy exóticas y maquilladas, lloraban en grupos. Un policía hacía guardia frente a una puerta interior, que cruzamos. Entramos a una sala donde había judiciales, policías uniformados, muchachas y clientes. El piso, los muebles, las mesitas, estaban llenos de confeti. Casi todo mundo tenía puesto un gorrito con los colores patrios. De pared a pared cruzaban ristras de globos, también verdes, blancos y rojos. Aquí y allá se veían silbatos, espanta-suegras y serpentinas. Nadie podía salir, ni entrar. Todos formaban una especie de círculo alrededor de una alfombra verde, descolorida y media rota. Sobre ella yacía un jovencito desnudo, ataviado únicamente con unas pantaletas mínimas color de rosa. En el centro del pecho tenía un agujero, orificio de entrada de un proyectil de arma de fuego. Del orificio escurría un hilillo de sangre.

-El orificio de salida del proyectil está por abajo de la paletilla izquierda—dijo un muchacho gordo, vestido como miembro de una ambulancia de rescate y que se identificó como vecino del burdel y voluntario paramédico en el Puesto de Socorros número dos de la Cruz Verde.

Había sangre en la alfombra. El joven que yacía sobre ella tenía el color de una hoja blanca. Cuando puse la cápsula del estetoscopio sobre la región precordial se hizo un silencio sepulcral. Sentí gotas escurriendo por mi nuca hasta la espalda y por mi frente hasta el pecho del joven herido, ¿muerto? No oí ni sentí nada, sólo mi respiración y mis latidos. Traté de palpar el pulso en el cuello, en la muñeca, en las ingles. Nada, ausente. Eché luz a las pupilas enormes. No hubo respuesta. El joven no respiraba, y estaba helado.

El camillero y el chofer esperaban mi decisión con la camilla extendida, junto al cuerpo. Todo mundo la esperaba. Yo más que nadie.

-Está muerto—dije sin levantar la cabeza.

Se escucharon más fuertes los llantos. El voluntario del Puesto de Socorros número Dos me señaló un agujero en el piano.

-Después de atravesar al muchacho, la bala se metió por ahí—dijo.

Un agente vestido de civil dio órdenes a los uniformados. El camillero cerró la camilla. Él y el chofer salieron.

-¿No se lo pueden llevar, doctor?—preguntó una joven medio desnuda, que lloraba.

Sin poder evitar verle las nalgas, respondí que no levantábamos muertos, pero que avisaríamos al servicio médico forense. En ese momento el chofer de la ambulancia regresó para notificarme que teníamos que irnos de inmediato, porque habían solicitado un servicio en Obrero Mundial y Vértiz y que nos correspondía cubrirlo. "Otro balaceado, apúrele médico".

Me incorporé, cogí mi maletín y caminé despacio hacia la salida. El gordo voluntario me alcanzó. Se trataba de una de esas personas a las que les encanta estar en todo y ser los que, primero que nadie, dan cuenta de desgracias y cosas inesperadas.

-El muchacho trabajaba aquí. Les estaba haciendo "estriptis" a unos clientes, cuando le disparó el requinto del trío—me dijo—Eran amantes. El tipo huyó, pero de seguro lo van a agarrar.

Le respondí que a mí qué chingaos me importaba eso y salté a la parte trasera de la ambulancia. Acababa de declarar muerta, por primera vez en mi vida, a una persona, y sentía mucha desazón. No quería hablar nada, con nadie.

El tipo tirado en el camellón de Obrero Mundial recibió tres impactos de bala. Dos en el vientre, uno en el brazo izquierdo. En éste, el proyectil entró por la boca abierta de un horrendo diablo que tenía tatuado; lesionó los principales vasos sanguíneos, destrozó el hueso y salió abriendo un boquete junto al codo. Desde el orificio en el brazo saltaba, pulsando, un chorrito de sangre. Traté de detener la hemorragia comprimiendo, pero el tipo me tiró un golpe con la mano derecha y gritó: "No me toques pinche practicante".

-¡Súbanlo!—dije al camillero y al chofer.

La ambulancia arrancó. El tipo perdió el conocimiento. Comprimí el brazo, canalicé una vena y le conecté un suero. Estaba sorprendido de mí mismo.

-¿Cómo me la llevo, doc?—preguntó el chofer.

-Métele todo el acelerador—respondí—Este cabrón tiene que llegar vivo al hospital.

LA PRUEBA

Me llamo Joel Rubio, y soy médico. Un médico que usted no consultará nunca. Algunos médicos podrán consultar conmigo algo relacionado con usted, pero usted nunca me consultará directamente. Yo tengo más que ver con la muerte que con la vida.

Exploro a seres humanos por dentro, pero no porque los opere, sino porque les hago la autopsia. Yo no les reparo las vísceras, se las saco y las estudio, célula por célula.

El hombre que está frente a mí, un hombre joven porque no llegó a cumplir treinta y ocho años, estaba vivo y sano hace cosa de sesenta minutos. Ahora tiene abiertas la cabeza y la cara desde la coronilla hasta la nariz. Como un melón abierto en dos mitades iguales pero no separadas. Entre las dos mitades de su cabeza y cara, separando unos veinte centímetros un ojo del otro, tiene incrustada un aspa de ventilador. Del ventilador de su automóvil precisamente.

Mis colegas que están de guardia atendieron con diligencia y pericia a su esposa. El fue traído directamente conmigo. La señora se encontraba en estado de shock. Llegó inconsciente y casi sin presión arterial. Le tomaron un electrocardiograma y salió perfectamente. De milagro no le dio un infarto. Ya se recuperó.

Ella estaba pisando el acelerador de la camioneta cuando de repente, en un instante que no tuvo lugar ni tiempo, todo el parabrisas se llenó de sangre. Todo, a pesar de que estaba levantado el cofre del vehículo. El automóvil estaba en la calle, estacionado frente a la casa de la familia. El hombre estaba intentando repararle algo. Llamó a su esposa para pedirle que pisara y soltara el acelerador conforme él le dijera. Así lo hacía la mujer hasta que vino aquel "cubetazo", aquella ráfaga roja inexplicable. Cuando ella se apeó temblando de miedo, su marido estaba como está ahorita, sólo que en medio de la calle y sobre un charco de sangre. Ella perdió el conocimiento.

Nadie podrá saber nunca porque se soltó el aspa. No hay duda alguna acerca de la causa de la muerte, pero por ley tengo que practicar la autopsia.

No sé por qué relacioné siempre la medicina con cadáveres. Cuando tenía doce años me tocó estar frente al de una jovencita que se ahorcó colgándose de uno de los dos tubos que sostenía un tinaco. Todos miraban con espanto a la ahorcada. Yo, tan campante, me le acerqué y le toqué un pie, y no sólo eso, se lo apreté para estar cierto de que nunca se me olvidara la sensación.

Desde entonces me sentí médico. Cuando oía la palabra muerte pensaba en doctores. También cuando escuchaba las palabras calavera, vísceras, esqueleto, certificado de defunción y huesos.

La primera vez que oí y comprendí el significado de la palabra "autopsia", pensé en doctores altamente especializados, de gran capacidad y muchos años de estudio. En esto último no me equivoqué. Nosotros, los patólogos, tenemos que estudiar mucho para serlo y no podemos darnos el lujo de ignorar avances en materia de hacer chiquitas las células y chiquitos los pedazos chiquitos de células. A los patólogos nos encantan los microscopios y somos como jueces cuyo veredicto temen hasta los más encumbrados médicos que tratan con organismos vivos.

Cuando cursaba la preparatoria no tenía la menor duda de que estudiaría medicina. En mis tiempos la preparatoria duraba dos años y no estaba dividida en áreas. Todos los futuros bachilleres llevábamos las mismas materias y al terminar debíamos elegir carrera.

Mis amigos preparatorianos eran Emma, Fidel y Antonio. Ellos no estaban seguros de la carrera que elegirían, pero como me escuchaban decir, sin titubeos, que yo estudiaría medicina, les empezó a picar también el mismo gusanillo. Yo les dije que, según el médico de mi familia, el que quería ser médico tenía que pasar antes una prueba, y que esa prueba era tocar cadáveres.

En un principio a ninguno de los tres le agradó la idea. Es más, se opusieron tenazmente y me tildaron de embustero. Que eso de tocar cadáveres me lo había yo sacado de la manga. Y tenían razón, fue invento mío o más que invento era convencimiento. Pero los persuadí. Fue así como fuimos a dar los cuatro, una tarde de sábado, hace más de cuarenta años, a la *morgue* del Hospital General de la Ciudad de México.

Quien cuidaba la puerta de acceso al hospital nos impidió el paso. Los cuatro íbamos con bata blanca. Cada uno consiguió prestada la suya. Bajo el brazo llevábamos libros gruesos para hacer creer que éramos estudiantes de medicina. Fidel, por ejemplo, llevaba el Quijote con ilustraciones de Doré. Fueron inútiles mis explicaciones de que teníamos clase. Los sábados por la tarde no había clases.

Lo que ablandó al vigilante fueron los ojazos verdes de Emma, un guiño y su sonrisa. Nos dejó entrar bajo la promesa de volver a salir en una hora.

Entramos. Lo primero que vi fue una rosa blanca, erecta, entre matitas y plantas un poco secas. Caminamos despacio, sin prisa. Yo miraba los viejos pabellones, las callecitas interiores, los descuidados jardines. Algunos enfermos, rapados, asomaban por las ventanas. Todo me parecía fascinante. El aire tenía sabor a medicina, o a mí me parecía.

Emma, Fidel y Antonio hicieron un intento por detener "la prueba". Fidel fue el que inició:

-Los médicos no tienen por qué tocar muertos. Tocan vivos—dijo.

Yo aseguré que también muertos.

-¿Estás seguro que es necesario?—me preguntó Emma.

-Segurísimo.

-¿Pero tenemos que tocarlos?

-¿Qué querías, nomás verlos?

-Pienso que sería suficiente.

-Verlos nada más lo puede hacer cualquiera.

-Yo no los he visto nunca—dijo Antonio.

-Lo que deberíamos hacer como prueba—propuso Emma, nerviosa—es ver sangre. Los médicos tienen mucho más contacto con sangre que con cadáveres.

-Todos hemos visto sangre. Eso no es ninguna prueba—intervino Antonio, como queriendo evitar que sobre de tocar un cadáver lo hiciéramos ver sangre.

-Pero no sangre así nomás—dijo Emma—Yo me refiero a sangre saliendo de heridas, mucha. Dicen que la sangre huele. ¿Ustedes han olido sangre?

Frente a nosotros, a escasos pasos, estaba la puerta negra de lámina. Arriba de ella un letrero en que se leía: "Anfiteatro". Antonio se detuvo y dijo que él de plano no entraría ni iría a ninguna parte a ver sangre.

-Yo sí entro—dijo Fidel—pero no los toco.

Llegamos a la puerta. Emma se hizo a un lado.

-Te sigo—me dijo.

Una rara sensación recorrió todo mi cuerpo. La puerta estaba entreabierta. La empujé un poco y metí la cara. Olía a muerto. Entré y avancé unos pasos. Escuché un ruido a mis espaldas. Fidel se había desplomado al suelo y Emma, recargada en la pared, empezó a vomitar.

-Váyanse—les dije.

"Váaaayanse" repitió el eco y repitió el raro sonido del arqueo; el de Emma que vomitaba ya a rienda suelta.

El piso era de mosaico blanco y estaba muy limpio y mojado. Desde un rincón goteaba rítmicamente una llave. Empecé a sentir escozor en las narices y a percibir el olor del formol.

Frente a mí, sobre una mesa también de mosaicos, yacía un hombre gordo, muy gordo, completamente inmóvil. Desnudo. Boca arriba. Su cuerpo tenía partes muy pálidas, como manchas de pánico, y partes amoratadas, violáceas. Todo el aspecto era marmóreo. Desde el cuello hasta el pubis presentaba una herida cosida con hilo negro muy grueso. Un ladrillo rojo servía de almohada a su cabeza rasurada.

Me le fui acercando a pasitos, lentamente, con profundo respeto. Me le paré de lado, a escasos centímetros de la plancha en la que descansaba como si se tratara de una tumba abierta. Le vi la cara que parecía de cera. Tenía cerrados los ojos, abierta la boca.

-Don—dije en un susurro—vine a tocarlo.

Por abajo de la tetilla izquierda tenía un agujero. Alargué mi mano y toqué con el dedo índice su hombro. Estaba helado. Apreté más y el dedo hundió la carne fría, bofa, inerte. El hombro era casi cristalino, parecía una canica de ágata azulosa, o más bien un enorme ojo de pescado. Toqué con toda la mano su frente, su cuello. Intenté cerrarle la boca, pero estaba tiesa y le pedí perdón. Toque su vientre, sus muslos y sus pies. Vi y olí mi mano. De su espalda provino un ruido extraño, como si se hubiera movido o como si los muertos pudieran ventosear. Sin darle la espalda me fui retirando.

-Gracias, Don—dije antes de salirle otra vez a la tarde.

Emma, Fidel y Antonio se habían ido.

Desde entonces mi vida profesional gira alrededor de cadáveres. En ocasiones, por equivocación, llega por aquí, a la *morgue* del hospital, algún vivo. Nada serio, o que no pueda resolverse. Ni siquiera, en los casos que me han tocado, el vivo que "revive" en una *morgue* sufre un colapso o susto. Por lo general no se dan cuenta. Si acaso se enojan.

El único vivo en mi lugar de trabajo soy yo. Los vivos estorban. Están fuera de sitio. A veces asustan.

A mí me asustó Jaime López, que ahora es mi amigo. Hace once años era un joven impetuoso, fiestero, enamorador y bravucón. Fumaba marihuana y tocaba la guitarra. Una noche, en un tugurio, le tocó la guitarra a una jovencita muy bella, muy cachonda, muy cabrona. Se la tocó tan de cerca que la tocó a ella por todas partes.

Le metieron un cuchillo cebollero por la cuenca del ojo derecho, hasta el fondo. Con el cuchillo enterrado, penetrándole el cráneo, llegó al hospital.

A su ingreso, un médico interno lo dio por muerto y todos los que lo vieron no lo pusieron en duda. En la radiografía lateral de cráneo que le tomaron *"postmortem"*, sólo para tener la imagen, pudo apreciarse que el arma había penetrado unos siete centímetros.

Lo pasaron para acá de inmediato, y me avisaron. Me pidieron que le tomara unas fotografías antes de proceder con la autopsia.

Lo vi. Estaba palidísimo, inmóvil, muerto. En verdad era impresionante, hasta para mí que veo de todo. Del ojo derecho, que era una masa sanguinolenta, herniada, le salía el mango del cuchillo. Como si se tratara de un catalejo de madera. Cogí la cámara fotográfica. Me subí a un banco para hacer una toma de frente. Miré por el visor y enfoqué. El ojo izquierdo, que hacía unos segundos estaba cerrado, me miraba; y no sólo me miraba, parpadeó. Después, el tipo, Jaime, abrió la boca y empujó hacia afuera, con la lengua, una baba espesa. Creí que estaba frente a un *alien*.

Cuando me repuse del susto di aviso. Lo operó el doctor Chacón de inmediato. La hoja del tremendo cuchillo cebollero entró por el centro del globo ocular y luego avanzó pegada, paralelamente, al hueso temporal. Milagrosamente no lesionó ninguna estructura vital, con excepción del ojo.

El doctor Chacón conserva la radiografía.

Jaime cree que le salvé la vida. La verdad es que ni siquiera logré tomarle la foto. Eso también me lo agradece. Él es el único vivo que me ha asustado, pero yo no lo considero un vivo que vino a esta *morgue* por equivocación. Jaime López resucitó aquí, hace muchos años.

Los dos lo sabemos.

JOEL

Mi agüelo y yo nos fuimos a entregar unos chivos. Él los criaba y vendía. Cuando iba a hacer una entrega, si no era hora de estar en la escuela, siempre me dejaba que lo acompañara. Hoy sábado salimos muy tempranito, antes todavía de que amaneciera. A los animales, que eran ocho, ya los habíamos trepado a la camioneta. Teníamos que entregarlos a Don Jaime, el de San Andrés Capula. Iba a haber boda el sábado y a Don Jaime le habían encargado la barbacoa. Nos fuimos.

Llegamos a San Andrés cuando ya asomaba el sol tras el cerro. Todo bien. Hicimos la entrega y le pagaron a mi agüelo. Don Jaime le pidió el favor, y eso fue lo malo, de llevar a doña Lupe, su hermana, a Nopalitos, una ranchería que está cerquita pero a la que hay que entrarle de subida por una brecha muy canija. Doña Lupe era muy gordita, por eso yo me fui atrás, en la caja de la camioneta, entre los palos de leña que mi Tata y yo habíamos juntado en el monte, en las afueras de San Andrés. Siempre que se podía recogíamos palos para quemar, porque mi agüelo también hacía barbacoa.

Taba bien. Todo taba bien, pero de un de repente salió un camión por la curva. Rápido porque venía de bajada. Yo lo vi. También mi Tata lo vio porque se quebró para el único lado que podía y nos fuimos al barranco. Hasta abajo está el arroyo y tamañas piedrotas redondas. Al primer brinco supe que la caja de la camioneta se andaba zafando o quién sabe pero pensé "si no brinco me aplasta", o no sé si lo pensé pero pegué el brinco y fui cayendo entre los leños que salieron disparados par afuera, como vomitados. Lo único que recuerdo es que sentí una quemazón en la pierna. Y ya. Fuera de eso no me dolió nada y oí como la camioneta se estrellaba hasta abajo.

A poco, o no sé si mucho, llegó gente y vi a un señor junto a mí. Él dijo, no sé a quién, que yo estaba vivo y que se iba conmigo. Me cargó sin tocar el palo que estaba muy enterrado en mi muslo. Otros bajaron hasta el arroyo.

Primero me llevaron al hospital de *Cuaucla*. Allí me operaron porque dijeron que estaba sangrando mucho. Yo ya me sentía sin fuerzas. De allí me mandaron a un hospital de Cuernavaca. Ya estaban allí mi mamá y mi tío Juvencio. Ellos me dijeron lo de mi Tata y de doña Lupe. En Cuernavaca me vieron muchos *dotores* pero ya no me hicieron nada. Dijeron que era cosa de mandarme para acá.

¿Tú eres el *dotor* que me va a mochar la pierna?

Cuando Joel ingresó al Hospital Civil de Cuautla, estaba plenamente consciente. Todavía llevaba clavada en su muslo, como asta de toro, una rama seca de árbol, tan gruesa como sus brazos flacos. Sangraba mucho y fue operado. Le extrajeron el leño incrustado hasta el hueso, le ligaron los vasos femorales y lo lavaron. Lo que hicieron en el hospital de Cuautla le salvó la vida, pero ahí no podían hacer más por él. Por eso lo trasladaron a Cuernavaca. Debieron trasladarlo directamente a la Ciudad de México. Un trámite burocrático retrasó nueve horas su manejo.

Hacía mucho tiempo que no disfrutaba de tanta paz. Anoche dormí en el cuarto de Joel, encogido en la cama que comparte con Felipe, su hermano menor. Ellos dos se echaron sobre un petate, en el piso. Desperté con el canto de los gallos. Joel y Felipe me observaban. Juntos disfrutamos el amanecer, parados a la orilla del barranco.

Ayer me enteré que Joel casi no conoció a su padre. También murió en un accidente, manejando en la montaña. Ahora el tío Juvencio ve por los dos niños. Todo lo que va del sábado lo he pasado con Joel. Muy temprano caminamos de ida y vuelta hasta su escuela. Veredas agrestes, hermosas, calientes, que huelen a yerba. Conversamos mucho. Cuando regresamos, mientras comíamos, Joel prometió a su tío Juvencio que terminaría la educación primaria. Y va a cumplirle porque su tío es bueno, porque eso quería su abuelo y porque eso quiere él. Después de comer vinimos a la montaña. Joel se fue con las cabras, yo me senté en unos pedruscos.

Desde la barda de piedras miro el horizonte. Con frecuencia volteo hacia la cañada para ver a Joel caminar entre los chivos y borregos. Él es parte de todo esto, y es hermoso. De talla pequeña para su edad. Inteligente, sensible y receptivo.

De vez en cuando un mosquito se acerca zumbando y me pica la frente o el cuello. Ya pasó el calor fuerte, el del sol alto. Ahora sopla una brisa fresca. Abajo, corre el arroyo hacia el río. Al frente, el follaje de una ceiba amarilla se pinta de sombras y luces.

Joel asciende hasta el camino de tierra, arreando las bestias. Las encierra en el redil de troncos que está a un lado de una construcción de adobe que es gallinero, bodega y pajar y viene hasta donde estoy. Camina perfectamente, como cualquiera. Se sienta a mi lado y permanece quieto, callado. Del otro lado de la barda rebuzna su burro, "El Zoquete". ¡Cuánto nos platicó él, durante el tiempo que estuvo internado en el hospital, de este simpático burrito!

El sol baja rápido. El cielo muestra algunos tonos rojos, pálidos. Una hilera de grandes hormigas negras pasa a mi lado, con su cargamento de hojitas. Predominan el amarillo y el azul. Brilla Venus. No se ve una sola nube. Todo empieza a tornarse anaranjado. Ningún ruido, salvo el del río. Un gavilán cruza la cañada. La brillantez de los colores se esfuma conforme se va la luz.

-¿Qué te dijo la tardecita, *dotor* ?—me pregunta Joel luego de casi media hora de silencio.

No me extraña su pregunta. Es una pregunta bárbara. Y además de bárbara es brutal si la formula un niño de doce años. Pero Joel es bárbaro y brutal para hacer preguntas.

Soy su invitado, pero no vine únicamente a cumplir una promesa. Vine porque quería venir. Para verlo, para conversar, para conocer su casa, su entorno, sus tardes, su montaña, su río, su arroyo, la poza donde se baña, sus cabras, al "Zoquete". Debí venir antes, pero no pude.

Llegué ayer en la mañana. Joel estaba en la escuela. Una primaria rural que queda al otro lado del cerro. La mamá me dijo: "desde el primer día el niño se negó a que lo lleváramos. Se iba andando despacito. Salía antes de que amaneciera para llegar a tiempo a las clases. Regresaba cuando ya habíamos comido. Nunca quiso irse en el "Zoquete". Decía que usted le había ordenado que caminara lento y que poco a poco fuera agarrando su paso. Y ansina lo hizo, porque él hace todo lo que usted le dijo que hiciera. A poco mi muchacho ya andaba igual de rápido que los otros. Y ni cojea. Lo espera a usted, dotorcito, todos los viernes desde hace un año".

Cuando regresó de la escuela, Joel vio un automóvil bajo la sombra del guanábano y supo que yo había llegado. Corrió con su madre y le preguntó por mí, que dónde estaba. Me fue a buscar al arroyo donde me divertía viendo a Felipe pescar acociles.

-¿Ya comistes?—escuché a mis espaldas.

-No—respondí y me di vuelta—te estaba esperando.

Sonrió, hizo veinte sentadillas y otros movimientos gimnásticos con las piernas.

-Ya pasó el año que dijistes—dijo mientras aflojaba el cinturón y se bajaba los pantalones y el calzón.

Me acerqué a él y me puse en cuclillas. Observé las cicatrices. Lo hice acostarse sobre la hierba y quitarse los guaraches. El sol iluminó sus doce años de bronce. Vi y toqué sus pies. Busqué en ellos los pulsos.

-Eres un campeón—le dije y me puse de pie.

Él se calzó los guaraches, subió su calzón, sus pantalones y me abrazó.

Felipe nomás nos miraba. En una bolsa de plástico que sostenía con una mano flotaba un montonal de acociles.

Cuando entramos a la casa ya estaban servidos los frijoles negros. La madre echaba tortillas al comal. En el centro de la mesa había un salero y, en una cazuelita de barro, cebolla y cilantro picados. También un montoncito de chiles verdes. Olía a chiles de árbol toreados en el comal. Felipe dijo, muy orondo, que él cocinaría los acociles para que los merendáramos. Y lo cumplió.

-En la cama doscientos nueve del servicio de ortopedia hay un paciente que va a ser amputado de una pierna—me dijo la jefa de enfermeras cuando llegué al hospital—Lo están esperando, doctor Hernández, para que lo valore.

-¿Es un diabético?—pregunté

-No, es un accidentado. El paciente es un niño.

En el control de enfermería del servicio de ortopedia un médico interno actualizaba las hojas de evolución. Le pedí el expediente de la cama doscientos nueve y que fuera a buscar al médico residente de tercer año.

El expediente no contenía muchos datos. Al paciente, Joel Sánchez Paxtle, de once años de edad, lo trajo una ambulancia del hospital civil de Cuernavaca. Eso fue a las cinco de la tarde. Eran ya las nueve y media de la noche. La hoja de traslado sólo consignaba lo siguiente: *"Lesión de vasos femorales en miembro pélvico derecho. La arteria y la vena fueron ligadas a las ocho treinta horas. Se envía para tratamiento definitivo".* La hoja correspondía al Hospital Civil de la ciudad de Cuautla, Morelos.

Llegó el residente de tercer año.

-Doctor Mariano Hernández buenas noches, estoy a sus órdenes.

-¿A dónde enviaron del hospital de Cuautla a este niño, y a qué hora?—le pregunté mostrándole la escueta nota.

-Lo enviaron al Hospital Civil de Cuernavaca, maestro. Y ellos lo trasladaron para acá.

-¿Y por qué llegó hasta las cinco de la tarde?

-Lo ignoro.

Antes de verle la pierna le vi la cara. No pude evitarlo. Siempre que acudo a explorar a un niño me hago el propósito de no verle la cara hasta no evaluar la situación. La cara de un niño herido, o que sufre, me afecta. La cara de un niño enfermo es el precio más alto que se paga por ejercer la medicina. Un cirujano debe valorar con absoluta frialdad todos los casos. En ninguno deben interponerse las emociones. Ni siquiera cuando valoramos a un violador o asesino, al que quisiéramos matar, pero a quien debemos salvar la vida para que luego siga asesinando y violando. Se debe ser frío, absolutamente objetivo. Quién es el paciente, cuando se trata de una emergencia, no debe ni siquiera tomarse en cuenta. Sólo importa qué es lo que tiene y cómo habremos de resolverlo. Jamás he logrado ser así cuando se trata de un niño. Me vence lo visceral, lo emotivo, y eso no ayuda en nada al enfermo.

Joel yacía sobre una sábana vieja, medio rota, pero limpia. Su cuerpo flaco lo cubría una cobija acartonada. Los cabellos lacios, muy negros y sucios, le hacían un óvalo a la cara. Parecía tan abandonado, tan conforme, y sin embargo sus ojos negros tenían mucha fuerza. No pestañearon ni me dijeron cosa alguna. Pudiera decirse que había en ellos una total indiferencia.

Retiré la cobija. El médico residente quitó el vendaje y los apósitos del muslo. En éste se apreciaba una herida quirúrgica reciente, suturada. Cerca de ella un boquete de unos tres centímetros de diámetro, del que salía un hule de canalización. El residente señaló el orificio y dijo:

-Por ahí penetró el tronco.

-¿El tronco?—pregunté.

-Fue un leño—dijo el niño—Mi agüelo y yo nos fuimos a entregar unos chivos . . .

La pierna y el pie estaban muy pálidos, fríos, sin pulsos. Sin embargo la movilidad estaba conservada y también, aunque disminuida, la sensibilidad.

-¿Por qué no lo operaron a su ingreso?—pregunté al residente.

-El cirujano de la tarde dijo que mejor lo esperáramos a usted para que decidiera el nivel de amputación y para que decidiera si se amputaba hoy o mañana. Por eso lo subimos a piso.

-¿¡Amputarlo!? ¡Tiene once años carajo!

-Le ligaron la arteria femoral hace trece horas, maestro.

-Avisa a quirófanos y al anestesiólogo. Quiero a este niño en la mesa de operaciones en quince minutos. ¿Está presente algún familiar?

-La mamá está en la sala de espera.

Me quedé mirando la pierna flaca de Joel. Él hablaba, relataba como autómata todo lo sucedido. Me trajo a la realidad su pregunta: "¿Tú eres el *dotor* que me va a mochar la pierna?".

¡Carajo, qué pregunta de niño! Los niños no preguntan jamás esas cosas.

-No—respondí mirándolo fijamente—yo no te voy a mochar nada. ¿Qué me ves cara de mochador?

Antes de subirme al auto, el domingo en la tarde, Joel me abrazó. Sus ojos expresaban todo. Más que otra cosa, sentí que me decían: "amigo".

-Cuídate campeón—le dije y lo abracé—Tienes mi teléfono, por si algo se te ofrece.

-¿Ya no me vas a hacer nada?

-Nada. Ya no eres mi paciente.

-¿Vas a volver?

-Ya aprendí el camino y ya me gustaron los acociles fritos acompañados con nata de leche de cabra. Además te quiero.

-Yo también, dotor. ¿Te puedo preguntar algo?

-Todo.

-¿Como supistes esa noche que no me ibas a mochar la pierna?

Joel estaba parado junto a la ventanilla del auto. Su cara hermosa, pura, llena de tierra y con los ojotes negros muy abiertos y húmedos, esperaba mi respuesta, que tenía que ser precisa, segura. Para Joel yo sabía todo, era infalible. No podía mentirle ni inventar historias. Y la verdad es que no las necesitaba.

-Porque eres un niño—respondí.

-¿A un grande sí se la hubieras mochado?

-Quién sabe. Lo hubiera operado igual que a ti pero . . . sólo los niños tienen un ángel de la guarda. Cuídate.

Arranqué.

LOS MALVADOS

Me encanta fisgonear. Observo a escondidas lo que ocurre y escucho lo que se dice. Cuando entré en uso de razón ya lo hacía, de modo que llevo tiempo en esto.

Recuerdo que cuando tenía ocho años espiaba a los Sánchez Ituarte, unos gemelos lindos de mi edad. Vivíamos ventana frente a ventana y en la del baño ellos no tenían visillos y yo podía mirarlos cuando se metían en una tina grande de lámina, en la cual los bañaba su mamá que era una gorda repugnante y gritona.

He visto un mundo de cosas, de no creerse. Sólo puede creerlo quien lo vive, y a veces ni así, la verdad. Durante una tarde lluviosa, mientras fisgoneaba por azoteas de la colonia Agrícola Oriental, me tocó estar presente en el preciso momento en que una jovencita se aventó al vacío desde un segundo piso. No tuve tiempo de evitarlo, pero fui yo quien dio el aviso anónimo a las autoridades.

He atestiguado robos, orgías, todo tipo de intimidades y cosas de ésas. Me fascina. Por lo general salgo y camino sin rumbo definido. Prefiero que sea de noche, pero no importa si es de día. Me pierdo en algún barrio y me meto subrepticiamente en las vecindades, edificios, casas, oficinas, templos o lugares de diversión. En ocasiones lo hago con disimulo, otras con descaro. Soy, según el caso, de actitud temeraria o cautelosa.

Casi todo lo que he presenciado es lo normal, lo cotidiano. Lo que pensamos que es raro, no lo es tanto: es más común de lo que imaginamos, pero no dejan de presentarse situaciones excepcionales, cómicas o trágicas y hasta verdaderas locuras. Es cautivador el mundo de los demás.

Un domingo a mediodía logré colarme en un palco del Estadio Azteca y miré cómo sus ocupantes, un hombre y una mujer de mediana edad, puestos de pie, sin perder detalle de lo que sucedía en la cancha, se estaban cogiendo felices en tanto cien mil gargantas gritaban un apasionado "siquitibunalabinbonbá".

Hubo un fisgón, aunque todo mundo lo ignora, verdaderamente célebre. Se hizo famoso en la década de los sesentas porque lo mataron en el baño de un pent-house. Resulta que este gran señor logró meterse hasta la recámara principal de un departamento ubicado en un quinceavo piso y se ocultó en el clóset de toallas, desde el cual se puso a observar a un viejo rudo, bigotón, ex general revolucionario y a la sazón diputado suplente, que zurraba tranquilo mientras leía un vespertino del día. El caso fue muy comentado en su tiempo, y cualquiera que se interese puede corroborarlo en la hemeroteca, porque a raíz de su muerte, la del fisgón, se le encontraron docenas de fotografías blanco y negro, en tamaño de ocho por diez pulgadas, de tipos zurrando. Todas las fotografías tomadas en las respectivas casas de los posantes. Esa fue su especialidad. Parece que este egregio colega, al que admiro, cobró tanta confianza que, debido a que la luz disponible era insuficiente, utilizó un flash electrónico con el que captó un esforzado pujar del general. Así le fue. Imagino que todavía no terminaría la reverberación del flash, cuando debió sumársele la del cuarentaycincazo que desparramó su cabeza entre ocho toallas blancas.

A mí también me sorprendieron *in fraganti* una noche. No fue por disparar un artefacto de fotografía, sino por pisar croquetas de perro que estaban desparramadas en el piso. Me encontraba en la cocineta de un departamento de lujo y desde ahí observaba a una dama octogenaria, vestida de largo, que servía la mesa para dos. El comedor estaba alumbrado con velas. Acto seguido se sentaron a cenar ella y su acompañante: una cruza bien lograda de bóxer y foxterrier, macho, robusto, vestido con camisita blanca, corbatita de moño y tremendo reloj de oro en la pata delantera izquierda.

Al producirse el ruido la dama me vio. No se asustó, ni se puso nerviosa. Traté de dar explicaciones pero ella, sin hacer caso de mis palabras, me invitó a acompañarlos.

-Debe usted tener hambre—dijo—siéntese.

Fue una velada magnífica. Ella amable, platicadora y culta; el perrito dócil, callado y quieto. La anciana estaba felizmente convencida de que el agradable animalito era su marido. Los dos tenían nueve años, el viejo de muerto y el perro de vida. Platicamos las horas y averigüé que no era ochentona, estaba por cumplir noventa y dos. La frecuenté hasta su muerte. Tenía noventa y cinco y se miraba sana, pero el perrito murió de moquillo y ella se derrumbó. "No soy una mujer que vaya a sobrevivir como viuda", dijo. Falleció setenta y dos horas después del entierro de "Quique" que fue en un jardín canino del recuerdo.

No puedo evitar meterme en lo que no me incumbe. La cosa escapa a mi voluntad. El psiquiatra del Centro de Salud dice que padezco de una enfermedad mental. No lo creo porque me siento al centavo. Lo que sucede, sí, es que soy metiche y no me cambio por nadie. Me atraen y excitan las puertas entreabiertas, las ventanas iluminadas, los cuchicheos y el ruido que producen, así como los olores que emanan, dos cuerpos que se juntan, que se funden. No existe nada más excitante que observar a individuos o parejas, cualquiera que sea la combinación de sexos, actuando en la creencia de estar solos. Quien sea capaz de hurtarles un instante de intimidad es genial. Yo lo soy y me he enriquecido al vivir parte de la vida de otros.

Las apariencias no engañan, es mi lema. Ser parte de ellas es mi meta. Dejarse sorprender es parte del juego. Nadie puede saber a qué huele algo hasta que le mete las narices.

Un sábado en la mañana entré por la puerta de lámina que está a un lado del túnel, en el interior del zoológico, por donde cruza el trenecito de Chapultepec y fui a dar a la parte trasera de la guarida de los osos. Había un aviso: ¡Cuidado: OSERA! Aviso bastante anodino e impropio para quienes no saben leer o no pueden entender lo que leen.

Empotradas en la roca había tres rejillas; dos estaban cerradas con candados, una se mostraba seductoramente abierta. En cuatro patas me introduje por ella y avancé cosa de tres metros por un pasaje oscuro. Llegué así a la inmensa gruta donde duermen los osos polares.

En el centro de la misma hacían bestialmente el amor, quitados de la pena, un policía auxiliar del parque y cierta flacucha, de nalgas firmes, en cuya blusa, que estaba tirada muy cerca de mí, había una credencial con fotografía, en la que se especificaba que tenía permiso para vender chicharrones en el zoológico los fines de semana. Una reja los separaba de la parte anterior donde seis enormes osos blancos se asoleaban o nadaban. Los visitantes, que estaban a la vista desde donde yo me encontraba, arrojaban sardinas y aplaudían.

Esto, lo inesperado, es lo interesante del fisgoneo y es lo que compensa los malos ratos, porque no se vaya a creer que todo es miel sobre hojuelas. He sido blanco de golpes, insultos, patadas, vejaciones, me han hasta escupido. Son los riesgos. También he perdido horas en los lugares a los que voy a parar o, para no delatarme, he permanecido toda una noche o día en reducidísimos espacios. Va lo uno por lo otro.

Las más de las veces no sé ni donde estoy. Es el caso que camino, me detengo, sigo, subo, bajo, entro, doy vuelta y de repente salgo a una plaza, un corredor, un sótano o como ahora que, por venir divagando entre callejones y azoteas, vine a salir, o mejor dicho a entrar, a este sitio raro y medio oscuro.

Nunca he sentido miedo durante mis incursiones. Nadie que ande en esto se puede dar el lujo de tenerlo, lo cual no implica que se pase por alto el peligro. Soy sumamente sensible a corazonadas y ahora tengo una: siento que vine a dar a un lugar de alto riesgo. Uno donde, puedo asegurarlo porque no en balde tengo tanta experiencia, la vida peligra.

Los dos tipos que tengo enfrente me dan mala espina. ¿Por qué?, lo intuyo. Los miro sentados sobre una tabla de madera, como banca, mal pintada de azul claro y con múltiples quemaduras de cigarro. Intentan, me parece, cambiar de identidad. Estoy en un cuartucho donde hay objetos para aseo y limpieza. ¿Qué clase de gente serán éstos?

A la izquierda hay dos regaderas mohosas que gotean. A la derecha un mueble de lámina, a modo de estante, pintado de blanco. Uno de los tipos es alto y guapo, aunque las barbas y el bigote montaraz le dan facha de sucio y desaliñado. El otro es bajo, fornido y nada feo. Sean lo que sean, los dos tienen mirada perversa y no miran como lo hace la gente decente y bien nacida. Lo digo yo que de esto entiendo un rato.

Ambos se desnudan. ¡Vaya!, no vine en busca de hombres desnudos pero me tocó y qué bueno, lo disfruto. El alto saca billetes de la bolsa trasera de su pantalón y los esconde bajo uno de sus calcetines, que es lo único que lleva puesto.

Ocultan su ropa en la parte superior del estante y se cercioran de que no pueda ser vista desde abajo. Se dedican luego a disfrazarse con trapos viejos de diferentes colores y tamaños. Los escucho:

-Ese está muy roto, no la chingues.

Habló el chaparro señalando una tela verde azulosa con parches blancos, que su compinche pretendía usar como pantalón. Su voz es muy masculina.

-El otro me queda corto y está mojado.

-Por lo menos te tapa las nalgas.

-Prefiero enseñarlas y ponerme algo seco.

-¿Y en la cara . . . ?

-Voy a partir en dos este trapo.

No quisiera tener que vérmelas jamás con alguno de estos sujetos y menos con los dos al mismo tiempo. Serían capaces de hacerme cualquier cosa. Toco madera. ¿Qué intentarán? ¿Por qué se disfrazan? Es obvio que no quieren ser reconocidos, pero . . . ¿por qué?

Orinan en mingitorios contiguos, sucios y mal olientes, porque hasta donde estoy llega un tufo nauseabundo. Se alejan por un pasillo. Voy tras ellos con suma cautela. Dejo de verlos, se mueve una puerta de vaivén y reaparecen al otro lado del vidrio que ocupa la mitad superior de una pared.

No puedo verlos bien, pero están inclinados haciendo algo. Luego de un rato se incorporan y caminan por un segundo pasillo. Los sigo a prudente distancia. Entran a un cuarto muy iluminado. El lugar donde me encuentro está obscuro y frío. No puedo ver bien, pero alcanzo a distinguir que sobre una mesa que está en el cuarto iluminado yace un bulto cubierto con una como colcha de color azul.

Los enmascarados vuelven a desaparecer. Al cuarto iluminado entra otro sujeto camuflado de manera semejante, y se acerca al bulto. Se trata de un tipo peludo y cejijunto, fortachón, con cara de *gángster*, que lleva en las manos tubos y fierros con los que trata de hacerle algo al bulto.

Regresan los primeros. Llevan encima otros trapos, largos, rasgados en algunas partes y con guantes de hule, de seguro para no dejar huellas. Grabo en mi mente sus rostros por si fuera necesario identificarlos. Fisgoneo pero no soy cómplice, y aunque hasta la fecha nunca ha sido necesario, si se diera el caso me presentaría a declarar bajo juramento. Se aproximan a lo que está sobre la mesa. El chaparro parece ser el jefe de la banda. Me acerco a la puerta tanto como puedo y alcanzo a escuchar el final de una frase: " . . . asalto a mano armada, pendejo". Lo sabía, estoy en la guarida de gente malvada. Inicio apenas la retirada cuando escucho: "¿Listos?". Regreso porque la curiosidad es mayor que el miedo, que en este momento sí tengo. "Cuando quieras", responde el de los tubos y fierros.

El chaparro alarga el brazo hacia el guapote y dice algo que no escucho. Me incorporo, porque estoy en cuclillas y trato de observar. El hombre le hace algo al bulto. Lo que veo me aterroriza y lo confirma todo: ¡sangre! Del bulto brota sangre. Qué pinche horror, dónde me vine a meter. Doy un paso hacia atrás, tropiezo y se produce un ruido fuerte, metálico. Creo que le pegué a una como bacinica. Los de adentro ni voltean, pero yo, por precaución, me agacho.

La puerta de la habitación, opuesta al sitio donde me encuentro, se abre rechinando y asoma una cara de mujer. Es lo único que faltaba porque cuando una fémina forma parte de una banda de maleantes no tiene rival en perversidad.

-Uno con dos balazos en el pecho y otro con cuchillada en la barriga—dice la mujer con absoluta frialdad.

Siento la humedad caliente entre mis piernas. ¡Me estoy meando!

-¿Hay sangre?—pregunta uno de los sujetos.

-¿Sangre?—pregunta burlona la tipa, y añade—les dije que la noche iba a estar cabrona.

El peludo con tipo de *gángster* se incorpora y dice al chaparro:

-Se me olvidó decirte que el jefe avisó hace un momento que no se presentaron a trabajar el químico del banco de sangre, ni el técnico radiólogo. Terminando con esta cirugía habrá que ver si vamos a contar con sangre o no. Ethercita tiene razón, es viernes y de quincena. Creo que la noche va a estar muy movida.

Soy presa de un desconcierto total. Reculo despacio y voy saliendo por donde puedo. ¡Tanto que he husmeado por todas partes durante tantos años y salir con esta pifia! ¡Qué tremenda equivocación! Ya ni chingo.

Salgo a la calle, subo por las escaleras para cruzar la avenida. A mitad del puente para peatones volteo y veo un letrero luminoso: "Urgencias". Desde el otro extremo se aproxima un jovencito rubio, simpático, sonriente, que amablemente me pregunta la hora. Mientras veo el reloj me hunde una navaja en el vientre, dos veces. Caigo al suelo, me desvalija y huye. A lo lejos se escucha el ulular de una sirena. Todo se me nubla.

Cuando vuelvo en mí una enfermera, que es Esthercita, observa el goteo de una botella de suero que tengo conectado a un brazo. La cara del tipo peludo con facha de *gángster* se inclina hacia mí.

-¿Cómo se siente?—pregunta—Afortunadamente operamos sin pérdida de tiempo.

El de las barbas y bigote montaraz me aprieta un hombro, sonríe, y dice que mis lesiones fueron muy graves, pero que ya estoy fuera de peligro.

EL PARTO

Se trata de una mujer que no tiene nada. No uso de razón. No nombre. No familia. Ningún recuerdo. Ningún lugar. Ni siquiera un embarazo y está dando a luz. Sólo tiene un dolor de muelas que no tiene.

¿Cómo es posible tener nada?

Tiene una edad. Nancy piensa que como veinte años, pero quién sabe. También tiene una psicosis profunda, seguramente irreversible. Es blanca, gordita, de mediana estatura. Lleva puesta una bata de manta. En la pechera de la bata hay unas letras azules: "Albergue San Miguel". Está rapada. Los vellos del pubis son color castaño claro. Tiene quemaduras antiguas extensas, espantosas, en ambas piernas y muslos. Se trata de lesiones casi simétricas lo que hace pensar, como causa, en agua hirviendo. Quemaduras de tercer grado que devinieron en cicatrices retráctiles, hiperpigmentadas, queloides, que parecen las alas de un murciélago viejo. Esas cicatrices deben tener muchos años, casi su edad que no es mucha.

¿Qué le pasó a una niña? ¿Cuándo? ¿Cómo? Qué injusto es que alguien que no tiene nada tenga todo lo que ella tiene.

Nancy y la enfermera la suben a la mesa y la ponen en posición ginecológica. La redondez negra, peluda, húmeda, asoma por la vulva henchida. La mujer loca que no es nadie y no tiene nada pega un grito.

—¡Mi muela, doctora!

Nancy corta oblicuamente el periné. Un tijeretazo preciso, limpio. Nace la cabecita. Después los hombros, brazos, caderas, piernas y pies.

Sexo masculino, vivo, completo, sano, que llora espontáneamente. Dos kilos cuatrocientos gramos de peso. Cuarenta y nueve centímetros de talla. Nació el ocho de febrero del año dos mil cuatro a las dos horas con diecinueve minutos.

La enfermera del servicio de obstetricia mira todo como hipnotizada. De sus ojos escurren lágrimas. Se seca las mejillas con la palma de las manos y exclama:

-¡No sé que esté pasando aquí, pero qué poca madre!

Nancy voltea y dice que quiere hablar con quien trajo a la mujer al hospital.

Es un sacerdote. Él aclara un poco las cosas. Casi nada.

Se llama María de Jesús. Así se llama desde que ellos la recogieron. Eso fue hace poco más de dos años. Han podido averiguar algunas cosas, sin que se tenga certeza de ninguna. Hace como dieciocho años la niña fue llevada a un hospital infantil. Presentaba quemaduras graves en ambas piernas y muslos. Ahí fue abandonada. Aún no tenía dos años de edad. La persona que la llevó jamás volvió a aparecerse. Las señas de localización que dio eran falsas.

Estuvo siete años en un orfanatorio. Desapareció a los ocho años de edad. No se volvió a saber de ella hasta hace dos años cuando fue recogida por una ambulancia de rescate en la vía pública en estado de ebriedad y con una herida en la cabeza. Hecha un despojo. Fue llevada a un hospital de urgencias. Una vez dada de alta se le consiguió lugar en el Albergue. Ya presentaba un cuadro psicótico grave. Estuvo en tratamiento psiquiátrico hasta hace un año. Huyó. No se le localizó. Ella se presentó en el albergue hoy, gritando que le dolía una muela. Esto fue hace algunas horas.

Nancy es alegre, además es una excelente ginecóloga. Ese domingo en la mañana, cuando salíamos de guardia me sorprendió verla triste. No, triste no es la palabra. La vi harta, hastiada, a punto de tirar la toalla.

-¿Qué pasa Nancy?—le pregunté—Se supone que tú eres la fuerte, la que nos levanta el ánimo cuando las cosas empeoran.

Abrió la cajuela de su coche, metió la bolsa de lona donde lleva cosas personales. Se quitó la bata y se puso una chamarra.

Habló con amargura.

-La mujer embarazada creía que tenía una muela picada. Mujer joven, rapada, cuya única propiedad es una locura brutal. Esa mujer fue violada sin que siquiera se enterara y estuvo embarazada sin saberlo. Hoy parió a un pequeñito hermoso y ella pensó que se había liberado de una muela podrida. Hoy traje al mundo al hijito de una pobre loca y de una bestia. Esa fue mi noche. ¿Cómo la ves? A veces siento que se me cansa el alma. Esta es la urgencia más difícil que me ha tocado. Una urgencia social, terrible.

¿Cómo, dónde, con quién ha vivido? La abandonaron desde niña. ¿A qué edad se quemó? Se trata de lesiones muy antiguas. Datan de su niñez. Cicatrizaron espantosamente con el tiempo, pero también se le quemó la vida. Esta mujer ha vivido un infierno. ¿Ha vivido? Ojalá nunca regrese a la realidad.

¿Y el niño?

LA NIÑA Y LA "MAFIA"

No la vio, pero aunque la hubiese visto en ese momento no la habría reconocido. Lo que él no habría pasado por alto es que la niña estaba aterrada y que quería comunicarle algo.

La noche anterior había iniciado el doctor Rafael Nieto, director del Hospital de Urgencias Oriente, una guerra abierta contra la "mafia". Pasó casi toda la noche en el hospital y esa mañana, un par de horas después de haber ido a su casa para bañarse, regresaba de prisa para estar presente en la reunión donde se desenmascararía a cuatro pillos.

Cuando él llegó, la niña estaba parada junto a la reja que da acceso al estacionamiento del hospital. Lo estaba esperando. Ella agitó una manita para llamar su atención, pero él ni cuenta se dio.

Después de que el doctor Nieto entró al estacionamiento, la niña corrió por la acera a todo lo largo de la fachada del hospital y entró por la puerta principal, la que queda casi enfrente de la Academia de Policía. Cuando él entró a la dirección y cerró la puerta, ella llegaba, jadeante, al vestíbulo del área de gobierno.

El doctor Manuel Alvarado, subdirector del hospital, quien ni siquiera había salido del mismo luego de la larga sesión de la noche y madrugada anterior, ocupaba una de las dos sillas frente al escritorio. A su lado estaba sentado el licenciado Benito Antúnez, secretario particular del procurador de Justicia del Distrito Federal. Ambos tomaban café. Faltaban diez minutos para las ocho de la mañana.

En el momento que Martha, la secretaria de la dirección, abrió la puerta y entró con una taza de café, el doctor Nieto alcanzó a ver una niña parada tras ella, afuera, asustada, con unos ojotes oscuros muy abiertos, como uvas negras, queriendo decir algo. Martha cerró la puerta, dejó el café sobre el escritorio y se retiró.

-Toda está listo, Rafael—dijo el doctor Alvarado—En mi oficina está la familia de campesinos. El empleado de intendencia del servicio de patología y la trabajadora social están citados a las ocho quince.

-Todo tiene que ser sorpresivo, señor director—intervino el secretario del procurador—como quedamos. Mis hombres subirán con el agente del Ministerio Público y su secretaria. A Juan Martínez, hijo del dueño de Funerales Martínez, ya lo tenemos abajo, en un vehículo.

Rafael Nieto vio su reloj. Eran los ocho de la mañana con cinco minutos. A las ocho treinta estarían todos en la sala de juntas.

-La familia de campesinos . . . ¿sigue firme?—preguntó el licenciado Antúnez.

-Absolutamente—respondió el doctor Nieto. Cogió un expediente que estaba frente a él y se lo entregó—esto es lo que declararon ellos anoche. Sus huellas digitales están al calce. También tenemos grabada la declaración.

Martha entró, se acercó a él y le dijo al oído:

-Afuera hay una niñita y creo que quiere verlo, señor director. No habla, está como aterrada. Sólo señala la puerta de la dirección con su mano.

-Discúlpenme un momento—dijo el doctor Nieto.

Salió de la dirección y la niña se le paró enfrente, cogió su mano, la apretó y lo jaló. Instándolo a que la siguiera. Era una niña de aproximadamente diez años, de cabello negro cortito, flaquísima, que, muda, tiraba del doctor Nieto y no parecía estar dispuesta a soltarlo. Él no pudo resistirse. Intuyó que la niña lo necesitaba, que había acudido a él por ayuda. No dudó un segundo porque supo que estaba frente a una emergencia. Sin intentar soltarse de la niña, abrió la puerta de la dirección.

-Todo debe empezar a la hora acordada—dijo dirigiéndose al licenciado Antúnez—Tengo una emergencia, no creo que me tarde en regresar, pero en caso de que así fuera, el doctor Manuel Alvarado se hará cargo de todo.

El día anterior, como casi todos los días, el doctor Rafael Nieto llegó al hospital a las ocho de la noche. Tenía por costumbre cerciorarse de que quedara integrada la guardia nocturna y hablar con el administrador y los médicos de turno acerca de posibles problemas o carencias. Cuando el vigilante abría la puerta del estacionamiento vio a cuatro personas. Supo que lo esperaban porque una de ellas, que era un anciano, se quitó su sombrero de palma, viejo y ajado, y le hizo una especie de reverencia, inclinando la cabeza. La actitud de aquel hombre, la expresión de su rostro y sus movimientos, mostraban humildad, y más que humildad: temor. Junto a él estaban una anciana y dos jóvenes. Los cuatro de raza indígena, gente muy pobre. Rafael Nieto bajo el vidrio de la ventanilla y dijo:

-Buenas noches.

-Buenas noches—respondió el anciano sin acercarse.

Rafael Nieto bajó del auto.

-¿Puedo ayudarles en algo?—preguntó.

-¿*Usté* es el señor *diretor*?—preguntó el viejo.

-Para servirles.

-Yo soy Prudencio Sánchez para servirlo a *usté*. Lo estamos esperando desde en la tarde, señor *diretor*. Si *usté* lo permite . . .

-Estoy a sus órdenes.

-Ya le dimos todo el dinero que *tráibamos* al joven de la funeraria, pero no nos alcanzó para darle lo que le toca a *usté*. Queremos pedirle que haga todo lo posible para que nos entreguen el cuerpo de mi hermano Maximiliano, que nos cobre *usté* un poco menos y que nos dé unos días para juntar su dinerito.

Al escuchar aquello, Rafael Nieto se quedó atónito.

-No entiendo . . . ¿Que les cobre menos qué?

El viejo sacó de una bolsa de yute, que cargaba uno de los jóvenes, un paliacate rojo anudado por sus cuatro esquinas. Lo desató y le mostro su contenido. Habría ahí, entre billetes muy arrugados y monedas, unos 150 pesos.

-No tenemos más, señor *director*. Nos dijeron que a *usté* teníamos que pagarle mil pesos, pero ya no tenemos modo ahorita de conseguir lo que falta.

El vigilante esperaba con la puerta abierta. Rafael Nieto les dijo a las cuatro personas que entraran. Subió a su auto, lo estacionó, se apeó, dijo al grupo que lo siguieran y los condujo a su oficina.

-¿Desde qué hora me están esperando?

-Desde como a las tres de la tarde, señor *diretor.*

-¿Ya comieron?

-No, señor.

Rafael Nieto llamó por el teléfono local a Roberto Rivas, administrador del hospital y persona de toda su confianza, y le pidió que ordenara cena para cuatro personas y que subiera. Después llamó al domicilio del doctor Manuel Alvarado y lo urgió para que acudiera de inmediato al hospital.

La familia indígena contó a Nieto, a Alvarado y a Rivas, con lentitud y con lujo de detalles, toda la historia. La parte de la historia que ellos conocían. En los dos viejos había temor. Jamás lo expresaron así, pero era evidente que tenían miedo de que algo les sucediera como consecuencia de lo que acababan de contar.

-Lo que ustedes nos han dicho—habló el doctor Nieto—es muy grave. El cuerpo del señor Maximiliano se les va a entregar de inmediato y pueden irse cuando quieran. Pero les ruego que no lo hagan porque los necesito aquí. Lo que les pasó a ustedes les está pasando a otras personas. La única posibilidad que tenemos para tratar de solucionar este tipo de abuso, de abuso vergonzoso, es que ustedes tengan el valor de denunciarlo ante autoridades competentes. Que sostengan ante ellas lo que acaban de decirnos. De lo demás nos encargamos nosotros. No va a pasarles nada, se los prometo. Van a recuperar todo el dinero que les robaron. Confíen en mí.

-¿A *usté* no tenemos que pagarle nada, señor *diretor*?

-¡No tienen que pagarle nada a nadie!

El viejo miró a los dos jóvenes. La vieja miró a los tres. Se comunicaron como se comunican ellos con los ojos, sin hablar.

-Entonces estamos con *usté*, señor *diretor*, porque si no confiamos en *usté*, *pus* entonces ¿en quién?

Roberto Rivas, que había grabado toda la conversación, elaboró un acta consignando todos los hechos. Se las leyó y los cuatro estamparon al calce sus huellas digitales. Mientras tanto, Rafael Nieto llamó a la oficina del procurador de Justicia del Distrito Federal. No estaba, pero lo comunicaron con el licenciado Benito Antúnez, su secretario particular. Después de escuchar al doctor Nieto, el licenciado Antúnez le dijo que el procurador estaba en su domicilio y que a él le interesaba mucho enterarse de situaciones como la expuesta.

-Espere la llamada del señor procurador a más tardar en quince minutos, doctor Nieto.

Así fue. El procurador escuchó todo sin decir palabra. Cuando Rafael Nieto terminó, dijo:

-Mi secretario y gente de mi confianza estarán con ustedes en menos de media hora. Debe prepararse todo minuciosamente. No debe haber filtraciones. Mañana en la mañana quiero tras las rejas a todos los cabrones implicados.

La niña vivía muy cerca del hospital. Ella, su madre y un hermanito de veinte meses de edad, habitaban un pequeño departamento en una vecindad vieja. La abuela, que vivía con ellos, había tenido una semana antes un problema vascular cerebral que le paralizó la mitad izquierda del cuerpo, y estaba internada en un hospital del Seguro Social. Por esta razón la niña cuidaba de su hermanito mientras la madre se iba a trabajar. Y así sería hasta que ésta consiguiera lugar para el niño en una guardería.

Esa mañana, que fue de pesadilla para la niña, cuando terminó de tender las camas le llamó la atención el silencio. Quizás fue tan sólo un instante, lo cierto es que dejó de escuchar la risa y el ruido que hacía su hermanito que jugaba correteando por la sala. Acudió y... ahí estaba el pequeño, tirado en el suelo, en la parte lateral del sofá, con la pancita abierta y las "tripas" de fuera. Inexplicablemente la niña, que estuvo a punto de desmayarse al ver aquello, no se amedrentó. En su mente sólo había un pensamiento: ir por ayuda. Instintivamente fue en busca de una toalla, la mojó y la puso sobre el boquete que le mostraba las entrañas de su hermanito. Salió corriendo y ya sabía a dónde dirigirse. Iría a buscar al doctor que ayudó a su mamá hacía como dos años, el que era el director del Hospital de Urgencias que quedaba al otro lado de la avenida y al que casi todas las mañanas veía llegar al hospital cuando ella caminaba rumbo a la escuela.

La existencia en el hospital de una "mafia" que lucraba con el dolor de familias que perdían un ser querido, no era desconocida para el director, el subdirector y el administrador del Hospital de Urgencias Oriente. De hecho, ellos luchaban contra esa "mafia" desde hacía tiempo y de diferentes maneras. Elaboraron un Reglamento Interno de manejo para casos de Personas Fallecidas. El objetivo a lograr era que los cuerpos se entregaran a los familiares a la mayor brevedad posible, sin obstáculo alguno y sin ninguna remuneración de por medio. En ese reglamento se especificaban todos los pasos a seguir en los casos que no requirieran de autopsia y en los casos que sí la requirieran. Habían logrado disminuir los abusos, pero el problema persistía. En la sala de espera colocaron avisos, grandes y llamativos, en los que se aclaraba que nadie debía pagar un solo centavo para que les entregaran el cuerpo de un familiar fallecido. En esos avisos estaban consignados los nombres de las tres autoridades del hospital, así como los números telefónicos de sus domicilios. Pero más tardaban en poner esos avisos, que lo que tardaba la "mafia" en desaparecerlos.

En aquella época (década de los setentas), quien era procurador de Justicia del Distrito Federal había ordenado colocar en todas las oficinas de Ministerios Públicos de la ciudad, y en otros sitios, cartelones donde se consignaba su nombre y sus números telefónicos, incluyendo los domiciliarios, para que cualquier ciudadano, que fuera víctima de algún atropello por parte de autoridades del poder judicial, lo llamara. También estas cartulinas desaparecían del hospital poco después de ser colocadas.

A la "mafia", y en esto estribaba el problema, podía pertenecer cualquiera. Desde un mozo dedicado a la limpieza, hasta un médico especialista. El negocio de las funerarias era muy lucrativo, y éstas tenían sus cotos. El Hospital de Urgencias Oriente era coto de "Funerales Martínez". Todo aquel que "colaboraba" proporcionando información o facilitando un trámite, era generosamente remunerado.

"El paciente del cubículo cuatro del área de urgencias está reportado como sumamente grave. Es de autopsia". O: *"La paciente internada en la cama 108 de medicina interna está agonizando. No es de autopsia".* Este tipo de información, proporcionada a Funerales Martínez, era objeto de un pago y echaba a andar la maquinaria para lograr la venta de un ataúd, trámite de inhumación y servicio de velorio, aun antes de que los pacientes fallecieran. Se les proporcionaban, incluso, los datos de los domicilios de las familias afectadas.

Desaparecer un "certificado de defunción" en casos que no requerían de autopsia, para después entregarlo a Funerales Martínez, era objeto de una remuneración mucho más jugosa. Esa inmoralidad se pagaba muy bien, porque Funerales Martínez hacía creer a los familiares que era obligatoria la práctica de la autopsia y cobraba una buena suma por conseguir la "dispensa" de la misma.

Una de las primeras medidas que se tomaron para disminuir los abusos, fue prohibir la entrada a cualquier área del hospital a personal de Funerales Martínez. Ellos acostumbraban moverse a sus anchas en el servicio de urgencias, esperar en la cercanía del área de quirófanos y de la unidad de cuidados intensivos, hacían recorridos por las salas de internamiento y, por supuesto, en la *morgue*. Hacer que esta medida se cumpliera fue imposible, porque quienes la ordenaron eran tres personas y no podían estar las veinticuatro horas de todos los días en todas partes del hospital. Roberto Rivas encontró una mañana a uno de los hermanos Martínez en el área de urgencias y, sin más, lo sacó a la calle. Dos días después fue golpeado por tres sujetos que lo esperaba cerca de su domicilio.

-Para que aprendas a no meterte con nosotros—le dijeron. Más te vale hacerte pendejo.

Al doctor Rafael Nieto, que en ese entonces ganaba 3,450 pesos quincenales, le ofreció el jefe de la familia Martínez 25,000 pesos mensuales *"sólo para que nos deje trabajar, doctor"*. Así estaban las cosas cuando aquella familia de campesinos lo esperó para rogarle una reducción de lo que él "cobraba" por "dispensar la autopsia".

Cuando llegaron a la planta baja del hospital, la niña, que seguía muda, jaló al doctor Nieto hacia la puerta de salida. Él la detuvo.

-¿Vamos a tu casa?—le preguntó.

La niña asintió con la cabeza y entonces él la llevó hacia el servicio de urgencias.

-Necesito una ambulancia, ¡ya!—dijo Rafael Nieto a la operadora del sonido local mientras pasaba frente a ella—también una enfermera.

Cuando llegaron al área de la entrada y salida de ambulancias, los esperaban una enfermera, la ambulancia, el chofer y un camillero. La niña y él subieron a la parte delantera.

-Tú nos diriges—dijo el Rafael Nieto a la niña.

La ambulancia partió. La niña indicaba con la mano. Su casa quedaba a escasa cuatro cuadras. Se trataba de una vecindad enclavada en la parte posterior de la unidad habitacional, al otro lado de la avenida Francisco del Paso. Entraron a una salita que estaba casi en penumbras. Sobre el suelo, a un lado de un sofá del cual sólo quedaban restos de tapiz, yacía inmóvil el hermanito de la niña, tal y como ella lo había dejado. Su abdomen seguía cubierto por la toalla mojada, teñida de sangre. Tenía los ojos abiertos y con ellos miró a todos los que entraron.

El doctor Nieto lo descubrió. Tenía el vientre abierto transversalmente de lado a lado, como si hubiera sido cortado con toda precisión por una hoja de bisturí. Casi todo su intestino delgado, intacto, estaba a la vista. Volvió a cubrirlo. El camillero lo subió a la camilla, la enfermera sostuvo, apretando la sábana contra la toalla, el contenido abdominal. Salieron de inmediato. El doctor Nieto permaneció en el lugar un momento. No tuvo que buscar mucho para descubrir la punta filosa de un clavo, manchada de sangre, que sobresalía por un ángulo del sillón.

Al subir a la ambulancia la niña volvió a coger la mano de Rafael Nieto y habló por primera vez:

-Él es mi hermanito y lo quiero mucho. Sálvalo, doctor.

Por el radio de la ambulancia, mientras esta partía a toda velocidad y con la sirena encendida, se comunicó el doctor Nieto al hospital y ordenó que avisaran al doctor Gabriel Eslava que estuviera preparado para intervenir de inmediato a un menor de año y medio. Cirugía abdominal. En cinco minutos llegaron al hospital.

El niño fue conducido directamente a la sala de operaciones. El doctor Nieto subió con la niña al área de gobierno. Dijo a Martha que avisara a las damas voluntarias del hospital para que se ocuparan de la niña en tanto la madre era localizada.

-No te preocupas, reina—le dijo Nieto a la niña—tu hermanito va a vivir y va a estar bien muy pronto. Tú tienes que ayudar ahora a localizar a tu mamá. Te portaste muy bien, eres muy valiente.

Ella le sonrió, lo miro con esos ojotes que parecían uvas negras, sacó de una bolsita de su vestido sucio un perón, también sucio, y se lo dio. Fue entonces cuando Rafael Nieto la recordó y supo cuándo, por qué y dónde la había conocido.

Cuando entró a la sala de juntas, ya estaba ahí todos. El "juicio" aún no empezaba.

-Puede usted empezar, doctor Nieto—dijo el licenciado Benito Antúnez, que ocupaba una cabecera.

Los cuatro miembros de la familia indígena estaban sentados a la derecha del licenciado. Ala izquierda, pálido y desencajado, estaba sentado el agente del Ministerio Público, asignado al hospital. Junto a éste, una trabajadora social del turno vespertino. Frente a ella el empleado de intendencia adscrito al servicio de patología y la secretaria del agente del Ministerio Público. En la otra cabecera estaban sentados el doctor Manuel Alvarado y Roberto Rivas. Dos abogados y un notario público acompañaban al secretario del procurador. El doctor Nieto se sentó entre Alvarado y Rivas. Éste le entregó el expediente con todos los documentos y puso frente a él la grabadora en la que estaba consignada, en voz de don Prudencio, toda la declaración.

-Empezaremos por escuchar esta grabación—dijo Rafael Nieto.

Uno de los abogados que acompañaba al licenciado Antúnez se levantó.

-Si me permite, doctor Nieto, yo voy a moderar. Escucharemos la grabación. Ninguno de los presentes hará uso de la palabra hasta que haya terminado. Después daré la palabra a quienes deseen expresarse. Puede usted empezar.

Rafael Nieto accionó un botón y se escuchó con claridad la voz de don Prudencio.

"Ayer en la mañana trajimos a mi hermano, Maximiliano Sánchez, menor que su servidor. Había vomitado mucha sangre y estaba muy acabado. Como a las dos de la tarde nos dijeron que acababa de morir. Nos lo informó una señorita trabajadora social y nos dijo que tenían que hacerle la 'autoccia', pero que si no queríamos que le hicieran la 'autoccia' eso costaría dinero y que para eso habláramos con el señor de la funeraria, porque él nos podía ayudar. Yo le pregunté a la señorita que qué era eso de la 'autoccia' y ella me dijo que tenían que abrirlo desde la cabeza hasta los pies para saber de qué se había muerto. Ya antes ese señor de la funeraria se nos había acercado y nos había dicho que se ponía a nuestras órdenes para vendernos el ataúd y trasladar a mi hermano a nuestro pueblo que está poquito más allá de Xochimilco. Yo le pregunté que si ya se había muerto mi hermano y él dijo que todavía no pero que

estaba muy grave y que si Dios disponía su muerte, nos cobraría muy poco por trasladarlo, velarlo y enterrarlo. Cuando nos comunicaron que ahora sí ya se había muerto mi hermano Maximiliano fuimos a buscar al joven de la funeraria y nos dijo que ya se había complicado la cosa porque el licenciado del Ministerio Público no autorizaba la salida del cuerpo si no le hacían la 'autoccia' y que eso sería hasta el día siguiente, o quién sabe, porque había muchos muertitos. Que él podía conseguir que no le hicieran la autoccia, pero que eso costaba dinero. Yo le dije que si no había más remedio pus que le hicieran eso de la 'autoccia' a mi hermano, porque no íbamos a poder juntar el dinero para que no se la hicieran. Me preguntó que cuánto dinero 'tráibamos' y yo le dije que muy poquito. Volvió a preguntar que cuánto. Delante de él conté el dinero que juntamos y que eran ochocientos pesos. Me respondió que no, que con eso no íbamos a poder sacar a mi hermano ni en una semana, pero que se los diera como adelanto. Que juntáramos otros 2,200 pesos para que él pudiera arreglar todo y que aparte de esas cantidad era lo del ataúd, el traslado, el velorio y el entierro, pero que para esos gastos nos iba a hacer un precio especial y que eso serían como otros 2,500 pesos. Mi hijo Celorio, aquí presente, se fue al pueblo y consiguió otros 400 pesos que también le dimos al joven de la funeraria y él me dijo que faltaban los mil pesos que cobraba el 'diretor' del hospital, que de los mil doscientos que le había yo entregado, 500 eran para el licenciado del Ministerio Público, 350 para la trabajadora social y otros 350 para el 'dotor' que hace la 'autoccias', para no hacerla, pues. Fuimos entonces a ver al licenciado del Ministerio Público, para decirle lo del dinero, pero él no me quiso escuchar. Sólo dijo que el dinero no se lo diéramos a él, que se lo diéramos a la trabajadora social. Le dije que ya le había dado todo lo que tenía al señor de la funeraria y me dijo, perdonando, que entonces qué chingados quería yo. Tratamos de hablar con el señor 'diretor' pero nos dijeron que ya se había ido. La señorita secretaria del licenciado del Ministerio Público fue la que nos ayudó. Nos hizo una seña de que saliéramos. Luego nos alcanzó afuera. Se notaba que tenía mucho miedo, y nos dijo que esperáramos al 'diretor' en la puerta por donde mete su coche, porque siempre regresaba en la noche para hablar *con los médicos de guardia; que seguro vendría y le contáramos todo y que por favor no le fuéramos a decir a nadie que ella nos había dado ese consejo. Espero que esa señorita tan amable no se enoje con nosotros. Eso es todo lo que tengo que decir"*

En la sala de juntas había un silencio sepulcral. El abogado moderador pidió al doctor Nieto que resumiera las indagaciones que se habían hecho en el hospital. Éste le cedió la palabra al doctor Manuel Alvarado, quien leyó en voz alta un documento:

"Al morir el paciente, Maximiliano Sánchez, de 77 años de edad, con diagnóstico de cirrosis hepática avanzada, várices esofágicas y hemorragia masiva por ruptura de éstas, se elaboró de inmediato un "certificado de defunción". Por no tratarse de un problema traumático no se necesitaba practicar autopsia, la que sólo procede cuando los médicos tratantes elaboran y firman un "acta de defunción" en la que se declara incompetentes para certificar la causa de la muerte y solicitan al Ministerio Público que ordene practicar una autopsia. El médico que elaboró y firmó el "certificado de defunción" fue el doctor Alberto Olguín. Él, que está libre de toda sospecha, entregó dicho certificado, como está estipulado en nuestro Reglamento, a la trabajadora social del turno. En este caso se trató de Agapita Mendoza. Eso sucedió aproximadamente a las dos y media de la tarde. Con ese certificado procedía, de inmediato, la entrega del cuerpo a los familiares".

-Gracias, doctor Alvarado. Señor Prudencio Sánchez, ¿están en esta sala las personas que usted mencionó en la declaración que acabamos de escuchar?

-Sí, señor licenciado.

-Haga usted el favor de señalarlas.

-El señor que está frente a mi es el licenciado del Ministerio Público. La señorita que está a su lado es la trabajadora social y el señor que está a su izquierda es el joven de la funeraria al que le di mil doscientos pesos. La otra señorita es la secretaria que nos ayudó.

-¿A esta persona—el licenciado señaló al empleado de intendencia del servicio de patología—la conoce?

-Sí. A ese señor le pedimos permiso para ver a mi hermano Maximiliano cuando ya lo tenían desnudo en una plancha.

-¿Eso fue en la *morgue*?

-No sé que sea eso, pero es el lugar al que llevan a los difuntitos.

-¿Y él que le dijo?

-Nos dijo que lo veríamos hasta que terminaran de hacerle la 'autoccia' o hasta que pagáramos para que no se la hicieran.

-Gracias, don Prudencio. ¿Alguien quiere hacer uso de la palabra?

Como si se hubieran puesto de acuerdo, los cuatro miembros de la familia Sánchez miraron a quienes habían abusado de ellos. Los cuatro miraron a los cuatro. Cuatro miradas acusadoras sobre cada pillo. El joven de la funeraria levantó la mano. El abogado moderador le dio la palabra con un movimiento de cabeza.

-Los 1,200 pesos que me entregó el señor fueron un anticipo de los gastos por ataúd, trámites y traslado de cuerpo a San Nicolás Tololopan, delegación de Xochimilco. Nunca le pedí dinero para repartir con alguien.

El licenciado Benito Antúnez hizo a don Prudencio una señal con la cabeza. Éste sacó un papel de la bolsa de su pantalón y se lo entregó al licenciado que moderaba la reunión. Se trataba de una nota con el logotipo de Funerales Martínez; tenía la fecha del día anterior y en ella se leía, escrito de puño y letra lo siguiente:

"Cotización de gastos por inhumación del señor Maximiliano Sánchez"

Precio ataúd: 1, 800 pesos.

Traslado a San Nicolás Tolololpan: 600 pesos.

Trámites para inhumación: 400 pesos.

Total: 2,800 pesos.

Anticipo: ninguno.

Adeuda: 2,800 pesos.

Agente: Juan Martínez (sin firma).

La noche anterior, el licenciado Benito Antúnez aconsejó a don Prudencio no hacer mención de esa nota hasta que él se lo indicara.

-¿Reconoce como suya la letra, señor Juan Martínez, o sometemos el documento a un peritaje oficial?—el licenciado puso el documento frente a Martínez.

Juan Martínez bajó la cabeza, y asintió. Uno de los ayudantes del licenciado Antúnez se levantó, fue hasta la puerta y la abrió. Entraron tres agentes judiciales . . .

El doctor Gabriel Eslava, que hacía cosa de media hora había terminado de operar al pequeñito de veinte meses, platicaba entretenidísimo, en la dirección del hospital, con la niña hermosa que tenía ojos como uvas negras.

El pequeñito se encontraba fuera de peligro. En tres o cuatro días sería dado de alta. La madre de los niños fue localizada en su trabajo. Las damas voluntarias del hospital llevaron a la casa de la familia comida para varios días y consiguieron para la madre una incapacidad para no trabajar dos semanas.

Al pequeñito le rajó limpiamente la pared abdominal, mientras correteaba por la sala, la punta de un clavo. Fue un corte nítido, venturoso, que expuso sus intestinos sin producir en ellos lesión alguna.

Cuando la niña se fue con su madre y con una de las damas voluntarias, el doctor Rafael Nieto contó a Manuel Alvarado, a Roberto Rivas y a Gabriel Eslava cómo y cuando la había conocido. Mientras contaba se puso a morder el perón verde, sucio, que le había dado la niña y que él había dejado sobre su escritorio.

-La madre de esta niña parió aquí, en el hospital, una noche hace veinte meses. Dio a luz al pequeñito que acabas de operar, Gabriel. Yo me encontraba en el hospital porque vine a operar a un paciente balaceado, con lesión de arteria femoral. Eran más o menos las tres de la mañana cuando terminé y ya me retiraba, pero me enteré que había un problema con una mujer que estaba por dar a luz. No había camas disponibles en el servicio de gínecoobstetricia y la trabajadora social de turno estaba tratando de encontrar cama para la mujer en otro hospital. A la señora ya se le había roto la fuente y el parto era inminente. La trabajadora social me dijo: "Señor Director, no logro encontrar una cama para la señora". La señora estaba parada frente a la trabajadora social, a mi izquierda. La niña iba con su madre. Esta criatura, cuyo nombre ignoro, y que algo tiene que es diferente a todos, algo que cautiva, intuyó, supo, eso pienso, que en mis manos estaba que su madre fuera atendida de inmediato. De repente sentí su manita en mi mano, apretándola, entonces vi sus ojos penetrantes y hermosos que me hipnotizaron. Ordené que se internara la señora en cualquier cama disponible, aunque fuera en una sala de hombres. La niña me sonrió y puso en mi mano los restos ensalivados de una fruta que mordía, creo que era una manzana. Como la niña no podía quedarse en el hospital me ofrecí a llevarla a su casa. Le pregunté que si sabría indicarme el camino. Respondió que sí, pero la madre dijo que sólo eran ellas dos y que la niña no podía quedarse sola. Que cuando amaneciera podía conseguir que la niña se quedara con una amiga. Entonces la subí aquí, a la dirección, la cubrí con mi bata y se durmió ahí, en ese sofá donde están ustedes sentados.

TATUAJES

Por el sonido local se escuchó: *"Doctor Eduardo Varela . . . doctor Eduardo Varela, favor de presentarse en el servicio de urgencias".* Eran las tres de la mañana con cuarenta minutos. Madrugada de domingo.

En el cubículo número siete de la sala de urgencias un médico residente introducía una sonda vesical al sujeto que yacía sobre la camilla. Al mismo tiempo instruía a un grupo de cinco estudiantes que cursaban el sexto semestre de la carrera de medicina.

-Deben tener mucho cuidado con la asepsia. Fíjense cómo protejo el extremo de la sonda para que no se contamine. Con los dedos índice y medio de la mano izquierda atenazo y aprieto, a modo de pinza, el glande, con objeto de poder jalar verticalmente el pene. De esta manera la uretra no estará acodada, lo que facilitará el paso de la sonda.

Un estudiante sostenía con ambas manos, contra la luz de los dos tubos de gas neón que daban luz al cubículo, una de las radiografías que se habían tomado del paciente.

-Describe lo que ves—dijo el residente mientras introducía la sonda.

-Hay una fractura de . . .

-Sé qué hay una fractura. Todos sabemos que hay una fractura—lo interrumpió el residente—Cuando te digo que describas lo que ves en una radiografía, lo que quiero es que sigas la secuencia que ya aprendiste. Esto es cuestión de orden, de método. Paso por paso, primero el número uno y luego el número dos.

El estudiante asintió con la cabeza y volvió a elevar la placa radiográfica.

-Se trata de una placa simple del muslo derecho, tamaño once por catorce pulgadas, tomada en proyección ánteroposterior, en la cual se aprecia aumento de volumen y densidad de las partes blandas; fractura conminuta del fémur a nivel de su tercio medio, con desplazamiento importante de los fragmentos proximal y distal. También veo densidades metálicas múltiples, pequeñas, circulares, que pueden corresponder a balines o postas, y una densidad metálica mayor, que corresponde a un proyectil de alto calibre.

La cortina del cubículo fue corrida y entró un médico. Un hombre de aproximadamente cincuenta y cinco años, canoso, de baja estatura y penetrantes ojos verdes. Todos voltearon a verlo. Era obvio que el médico acababa de despertar. Bostezaba y tenía una marca en el cachete izquierdo, de ésas que producen arrugas en la funda de una almohada. Se veía cansado.

-Maestro—habló el médico residente—lo mandé llamar porque...

El doctor Eduardo Varela levantó una mano, conminando al residente a guardar silencio. Observó al paciente de arriba abajo, después fijó la vista en la cara del sujeto.

Se trataba de un joven flaco, moreno, cuyos ojos miraban alguna parte del techo. Tenía puesto un suéter guinda. En el pliegue del codo derecho tenía conectado un suero. Al doctor Varela le llamó la atención que en el lado izquierdo una venda sostenía una férula de yeso para inmovilizar la mano. Ambas, venda y férula, se veían sucias. Era obvio que no eran de reciente aplicación.

La mitad inferior del cuerpo del paciente estaba descubierta. Del pene negro le salía la sonda recién instalada. El escroto, también negro, se encontraba retraído. El muslo derecho mostraba un aumento importante de volumen. En su tercio medio se veía un orificio del que escurría sangre. Rodeando a este orificio se apreciaban otros orificios pequeños, muchos, que hacia arriba abarcaban hasta la ingle y hacia abajo hasta la rodilla. La pierna del otro lado, la izquierda, era una desgracia. Estaba prácticamente amputada. Pendía de hilachos de músculo, tendones y una tira de piel. La tibia y el peroné estaban hechos añicos.

El doctor Varela se acercó al herido para observar detenidamente todas las lesiones.

-Ahora sí Becerril—dijo al médico residente—ponme al tanto.

El paciente, de diecisiete años, cuyos signos vitales se encontraban estables, había sido herido una hora antes. Presentaba, en el muslo derecho, herida por proyectil de arma de fuego con orificio de entrada sin orificio de salida, así como múltiples penetraciones producidas por arma de fuego tipo escopeta. Había una fractura conminuta de fémur. Aparentemente no presentaba lesión vascular a ese nivel. En el lado izquierdo la situación era otra. Presentaba penetraciones múltiples por disparo de escopeta, con amputación parcial de la pierna desde su tercio medio.

El estudiante que tenía en su poder las radiografías las puso contra la luz para que el doctor Varela las viera. A continuación éste se puso unos guantes y exploró al paciente.

Cuando terminó, preguntó al médico residente que qué tenía el paciente en la mano izquierda. El residente respondió que se trataba de una lesión no reciente y que no tenía relación alguna con las actuales.

-Según dice él, hace quince días cayó de su altura y se lesionó la mano con una piedra.

Eduardo Varela escuchó con atención y luego preguntó al paciente, que no apartaba la vista del techo:

-Dime qué fue lo que pasó. ¿Por qué estás así?

Sin voltear a ver al médico, el herido respondió:

-Pss . . . no sé. Yo estaba en casa de mi chava y pss . . . no sé ni que onda o qué, cuando vi a un cuate que ni conozco y sin más que se pone a dispararme. O séase . . .

-¿Se metió a la casa de tu novia una persona?—preguntó el doctor Varela.

-Pus sí. Uno que quién sabe qué se traía. Yo creo que estaba bien "moto" o . . .

-¿Quieres hacerme creer que una persona entró con una pistola en una mano y una escopeta en la otra y te disparó un balazo y un escopetazo en el muslo derecho y un balazo y otro escopetazo en la pierna izquierda?

-En la pierna izquierda sólo fue herido por escopeta, maestro—habló el estudiante que sostenía las radiografías.

-En la pierna izquierda también hay una imagen de proyectil de alto calibre—respondió el doctor Varela sin mirar al estudiante—Vuelve a ver la radiografía, la bala deformada está entre el peroné y los pedazos intermedios de la tibia.

El herido no respondió a la pregunta.

-¿Qué te paso en la mano izquierda, y cuándo?—preguntó el doctor Varela.

-Fue hace como unos quince días o más. Me caí y me lastimé la palma de la mano con una piedra.

-¿Por qué habrían de ponerle una férula que inmoviliza la muñeca a una persona que se lastima la palma de la mano?—preguntó el doctor Varela a los estudiantes.

-Para inmovilizar la mano—respondió uno de ellos.

-¿Por qué?—insistió Varela.

-A lo mejor se seccionó los tendones flexores—respondió una estudiante.

-Correcto. Ahora dime, ¿crees posible una sección de tendones por caída contra una piedra?

-Sólo que fuera una piedra muy filosa—contestó la muchacha.

-Mmm . . . en ese caso, ¿cómo piensas que se vería la palma herida?

-No entiendo su pregunta.

-¿Piensas que la palma presentaría un corte nítido?

-No.

-¡Descubran la mano!—ordenó el doctor Varela.

En la palma de la mano había dos heridas de cicatrización reciente. Ambas nítidas, de trazo perfectamente regular. Una transversal y la otra oblicua. Ambas se aproximaban cerca de la base del dedo anular.

-¿Y ahora?—preguntó Varela a la estudiante. ¿Te parecen heridas producidas por una piedra?

-No, maestro. Y menos siendo dos.

-¿En qué piensas entonces?

-En un objeto cortante.

-Pienso—dijo el doctor Varela acercándose al herido—que hace un par de semanas alguien te tiró un par de cuchilladas y tú te cubriste con la mano.

-Verdá de Dios que no. Le juro por mi jefecita . . .

-¿Jóvenes—preguntó Varela interrumpiendo al paciente y dirigiéndose al grupo de estudiantes—han visto ustedes tatuajes?

Los estudiantes se miraron indecisos.

-Ahora los van a ver. Van a ver hoy al primer multitatuado de su carrera. Becerril—ordenó—corta el suéter.

Una cara de Satanás, con enormes orejas peludas, la boca abierta y una lenguota de fuera, ocupaba el centro del tórax. A horcajadas sobre la lengua se miraban unos muslos de mujer que colgaban a un lado y otro, como si fueran los bigotes del diablo. Entre los muslos, reposando sobre la lengua, se miraba una vulva peluda. Había una docena más de tatuajes. En el abdomen un culo abierto. En los hombros víboras y dragones, en los brazos cruces gamadas y corazones atravesados por cuchillos.

Los estudiantes observaron estupefactos aquellos tatuajes.

-El caso pertenece al servicio de ortopedia—dijo Eduardo Varela dirigiéndose al doctor Becerril. Avisen al doctor Fidel Alcántara para que se haga cargo. En el lado izquierdo sugiero amputar la pierna por encima de la rodilla, pero la decisión final es de Fidel. Elabora una buena nota, describiendo todas las lesiones y mi opinión. No hay compromiso circulatorio en el lado derecho. Búscame cuando termines para revisar la nota y firmarla. Estaré en la cafetería.

Los cinco estudiantes alcanzaron al doctor Varela en la cafetería. Éste los invitó a sentarse.

-Queremos hacerle preguntas, doctor—dijo uno de los jóvenes.

-Las que quieran.

-En cuanto a las lesiones que presenta el paciente tenemos todo claro doctor—habló uno de los estudiantes—pero lo de los tatuajes . . . ¿cómo lo supo usted?

-Y lo de la mano izquierda—añadió la jovencita.

-¿Tiene alguna importancia para el diagnóstico y tratamiento del paciente que esté tatuado o no, y cuándo o cómo se produjeron las lesiones de la mano?—preguntó otro de los jóvenes.

El doctor Varela dio un sorbo al café, encendió un cigarrillo y le dio una larga fumada. Miró a cada unos de los estudiantes. Una muchacha y cuatro muchachos de aproximadamente veinte años de edad.

-¿Es la primera vez que están asignados a un hospital de urgencias?—les preguntó.

-Sí. Nos ha tocado estar en el servicio de urgencias de un hospital del Seguro Social, pero allá es otra cosa. Heridas leves, cuerpos extraños, partos, muchas fracturas. Una vez nos tocó una oclusión intestinal por estrangulamiento de hernia inguinal. Cosas de ésas. Aquí, en tres horas hemos visto llegar a cinco balaceados. Todos muy graves.

-Yo trabajo desde hace veintiocho años en estos hospitales. Cuando empecé, los médicos adscritos nos peleábamos a los pacientes que llegaban con heridas por arma de fuego o arma blanca. Todos queríamos operarlos. Ahora son tan frecuentes esos casos como los partos normales. Respondiendo a sus preguntas, no tiene ninguna importancia lo de los tatuajes para diagnosticar y tratar el caso. Tampoco tiene importancia alguna, en el caso presente, lo de la herida en la palma de la mano.

-¿Pero cómo supo, antes de descubrirlo, que estaba tatuado y que no se había lesionado la mano con una piedra?

-Porque cuando vi al paciente supe de inmediato que era un asaltante. Ni por un instante pensé que se trataba de un ciudadano asaltado. Soy capaz de distinguir a simple vista a unos de otros. Y no solamente aquí en el hospital. Identifico a los canallas en la vía pública, sólo que aquí tengo la oportunidad de corroborarlo. Les aseguro que antes de que termine la guardia sabremos la verdad de lo que sucedió con este tipo.

-¿Es sólo por la experiencia que sabe usted esas cosas, maestro?

-Por supuesto, pero también porque me he interesado en ello. He llegado a desarrollar toda una semiología del asaltante, de los sujetos que nos tienen en jaque, atemorizados. Todo empieza, como en muchas entidades patológicas, con la *facies* característica. La cara, la expresión, nos dice mucho. Ustedes ya cursaron Introducción a la Clínica y lo saben. La más notoria de las *facies* es la *facies* dolorosa. Con el tiempo, el trato continuo y diario con pacientes, ustedes aprenderán a distinguir la *facies* anémica, la diabética, la renal, la del canceroso avanzado, la del enfisematoso. Pocas veces errarán. Yo puedo asegurarles que existe la *facies* del canalla, del asesino. Aquí hemos aprendido a conocerla. ¿Qué hacen ustedes cuando identifican una "facies diabética"?, por ejemplo, lo cual es una impresión inicial, instintiva.

-Buscamos otros signos o síntomas en el paciente que apoyen o descarten esa primera impresión.

-Correcto. Lo mismo hago yo cuando descubro la "facies del asaltante". Busco otras manifestaciones. Es así como he llegado a integrar el "Síndrome del Asaltante".

Los estudiantes abrieron cuadernos, sacaron bolígrafos y se dispusieron a tomar notas. El doctor Varela los detuvo.

-No necesitan anotar. Sólo escuchen. Lo que voy a decir no tiene nada que ver con la medicina. Ustedes preguntaron algo, yo les respondo. Una persona que es asaltada, un "bueno" por llamarlo de alguna manera, llega a los servicios de urgencia asustado, pero también furioso. De inmediato, como recriminando a alguien, y en caso de estar consciente, cuenta lo que le pasó, reniega de la ciudad en que vive, de la sociedad de que forma parte. Quisiera tener enfrente a su agresor para matarlo. Responde con seguridad a las preguntas que se le formulan. Sabe con precisión la hora que era cuando lo asaltaron, qué estaba haciendo, por dónde caminaba o dónde estaba. Nos mira a los ojos cuando habla. Nos pide, exige, que demos aviso a sus familiares, y para tal efecto dice su dirección y número telefónico. Nos responsabiliza con insistencia de sus pertenencias. "Le encargo mucho—dice, por ejemplo, a la trabajadora social—mi licencia de manejo, señorita, mi credencial de elector". Es muy raro que tengan cicatrices antiguas o recientes en otras partes del cuerpo y todavía más raro es que presenten algún tatuaje. Cuando es así, se trata de un pequeño tatuaje de la virgen de Guadalupe o de un corazón con el nombre de alguna mujer. Principalísimamente, no tienen la *facies* característica del asaltante, que expresa indiferencia, apatía, maldad.

El asaltante, por el contrario, no nos ve a los ojos. Nunca sabe que sucedió o su versión es inverosímil. *"Yo nomás iba por ahí pasando"*. No pide jamás que se avise a familiares. No tiene domicilio porque *"no soy de aquí; vine a buscar trabajo"*. No traen consigo cosa alguna que los identifique. Ninguna pertenencia. Es frecuentísimo que presenten cicatrices antiguas. Yo he operado, en el transcurso de muchos años, dos y hasta tres veces a un mismo sujeto. Cuando les pregunto que porqué tienen esa cicatriz en el vientre, en el tórax, cuello o muslos, responden que *"fue en un accidente; chocó el minibús en que viajaba"*. Les respondo que mienten, que esa cicatriz se las hice yo con un bisturí porque llegaron con un balazo, y ellos, campantemente responden: *"usted me está confundiendo, doc"*.

Por último, un porcentaje altísimo de ellos presentan tatuajes múltiples. Tatuajes como los que vieron. Demonios, víboras, emblemas nazis, dragones, mujeres chichonas, piernas abiertas mostrando vaginas peludas, pistolas. Hace un mes operé a un sujeto que tenía tatuada un arma. Se trataba de un "cuerno de chivo" que disparaba una flecha, la flecha atravesaba un corazón y del corazón salía una bala chorreando sangre. Esa "obra de arte" le ocupaba toda la espalda.

-¿Y no les hacen nada a estos tipos?—preguntó la joven estudiante.

-Nada, son dados de alta del hospital y se van a la calle, a seguir matando y violando. Para el Ministerio Público se trata de sujetos agredidos, porque nadie presenta querella contra ellos.

-¿Quiere usted decir, doctor Varela, que uno de estos asaltantes llega aquí porque fue asaltado por otro "malo"?

-No joven. A estos no los asalta nadie. Ellos son los dueños de la calle. Llegan heridos por dos motivos principales. Uno, el menos frecuente, es porque un agredido pudo defenderse. Alguien que iba armado y repelió la agresión. El otro motivo es la venganza entre ellos, los llamados ajustes de cuentas. Creo que es el caso del tipo de esta noche.

-Me dio la impresión, maestro, cuando lo vi frente a ese sujeto, que estaba usted más interesado en el "síndrome del asaltante" que en los aspectos médicos del caso. Discúlpeme que lo diga así.

-No tienes por qué disculparte, jovencita. Tu impresión es correcta. Pero debo decirte que todos los aspectos médicos del caso que acabamos de revisar los tengo perfectamente claros. Si el paciente hubiera necesitado de mi intervención no estaría platicando con ustedes, lo estaría operando.

-¿Y qué pasará con este paciente?

-Saldrá del hospital en un par de semanas. Amputado de un lado y operado del otro. Saldrá más canalla de lo que entró y por lo tanto será más peligroso. Durante su recuperación que tomará meses, planeará la forma de vengarse. Si no lo matan a él antes, él matará a sus agresores por la espalda.

-¿Esto que vimos hoy es frecuente, doctor Varela? Me refiero a que llegue un asaltante herido.

-No. Es raro. Lo que es frecuentísimo es que lleguen los asaltados. Gente de bien, inerme. Cien de éstos, por uno de aquéllos. Aún así, estamos salvando un buen número de canallas mensualmente en todos los hospitales de urgencia de la ciudad. ¿Comprenden la contradicción de todo esto? Salvamos hoy a sujetos que mañana intentarán matarnos, que violarán a nuestras hijas, que se meterán a nuestras casas, que nos tienen contra la pared, muertos de incertidumbre, de miedo.

-¿Y qué podemos hacer, como médicos, contra eso?

-Nada que no sea lo que hacemos. Me refiero aquí, en el hospital. Afuera es otra cosa.

-¿Qué quiere usted decir con eso?

-Que los conocemos.

Aquella noche de guardia, antes de que el maleante a que se refiere este relato saliera de la sala de operaciones, se tuvo conocimiento de que los hechos no ocurrieron en la casa de su novia sino en un callejón. Nuestro asaltante mató ahí mismo a dos de sus agresores. Un tercero, herido, logró huir y después fue capturado. Todos, incluyendo a otros dos que huyeron, pertenecen a una banda de asaltantes, todos con antecedentes penales. Se trató de un ajuste de cuentas.

El "malo" de esta historia no ha cumplido dieciocho años. Es posible que ya esté libre, planeando vengarse.

¿Y luego?

UN HOSPITAL PELIGROSO

1.

-¡Pasa! ¿Tu apellido es Rocafuerte?

-Así es, señor Comandante, pero su servidor ya declaró hace un rato y todo lo apuntó la señito aquí presente.

-Ya lo sé, no me tienes que dar clases. Lo que quiero es tu testimonio de viva voz. ¿Rocafuerte qué?

-¿Qué de qué?

-Tu nombre completo.

-Melitón.

-Melitón qué.

-Rocafuerte.

-¡Tu otro apellido carajo!, el materno.

-Nomás tengo ése, jefe, es el de mi jefa.

-¿Qué haces en el hospital?

-Soy auxiliar de intendencia.

-No te pregunté qué eres, sino qué haces en el hospital.

-Trapeo, aseo, llevo o traigo camillas. Soy "mil usos", señor comandante.

-¿A qué hora te percataste de los hechos?

-¿Cuáles?

-Mira, no te quieras hacer el pendejo conmigo, Rocafuerte. Ya me han informado que eres un cabrón bien hecho. Conmigo te la pelas te lo advierto. Tú sabes de qué estamos hablando, intenta otra vez darle la vuelta y te refundo en una celda de la que no vuelves a salir en tu pinche vida.

-No se enoje mi comandante, yo no tengo reloj, . . . bajé a cenar como a las . . ., pero antes llevé la camilla a Urgencias; luego, en el comedor había cola porque apenas iban a recalentar el guisado que era una carnita entomata . . .

-No me interesa el menú del hospital, Rocafuerte, ¿qué hora era?

-Estoy recordando, espéreme . . . subí, serían más de las doce, como las doce y media para ser exactos; menos de la una póngale.

-¿Qué viste al llegar al tercer piso?

-La sábana en el suelo y la sangre embadurnada en la cabecera.

-¿Y . . . ?

-Vi al de la cama ciento ocho con la cabeza colgando; ya difuntito, así lo declaré.

-¿Cómo supiste que estaba muerto?

-No pus eso lo dijo el otro.

-¿Qué estaba alguien contigo?

-Nadie, yo corrí al segundo piso . . .

-Un momento, Rocafuerte, no te adelantes. Cuando lo viste con la cabeza colgando no podías saber que estaba muerto, ¿o sí?

-Bueno si usted me lo pone así no, pero ya no respiraba ni nada.

-Continúa.

-Traje al otro compañero de intendencia . . .

-¿Cómo se llama?

-No sé porque su servidor es nuevo aquí, pero uno gordito. Todos le dicen El Moi.

-Está bien. Ya estás con El Moi frente a la cama ciento ocho, ¿qué más?

-El del tubazo ahí seguía, pero . . .

-¡Párale! Dijiste . . . ¿el del tubazo?

-El muertito, Comandante.

-¿Y qué carajos tiene que ver una cosa con la otra?

-¿Con qué, Comandante?, disculpando.

-El muerto con lo del tubazo.

-¿No le dije a usted que al pobre lo mataron de un tubazo?

-A mí no me has dicho nada, Rocafuerte, pero de cualquier manera dime cómo supiste que lo mataron así.

-Eso lo dijo El Moi, Comandante. Dijo: "*a éste lo mataron, me cai de madre si no, de un tubazo*".

-¡Carajo! Que chingón es ese Moi. Prosigue, Rocafuerte.

-Lo que me extrañó fue que el arma ya no estaba, mi Comandante.

-¿El arma?

-Es una varilla con ganchitos, de donde cuelgan las botellas de suero o sangre que les inyectamos a los pacientes. Con esa varilla le dieron . . .

-¿Tú . . . inyectas, Rocafuerte?

-Así decimos aquí todos señor; jalamos camillas, trapeamos pisos, vigilamos la caldera, inyectamos, operamos pacientes. Estamos para atender heridos o moribundos, somos trabajadores de la salud.

-Entonces . . . ¿le dieron al tipo con esa varilla en la cabeza?

-Estoy seguro, porque la cabeza se miraba como destrozada. Estaba macabra la cosa comandante. La varilla estaba a un lado de él, y estaba ensangrentada.

-Resumiendo, Rocafuerte, la primera vez que subiste ahí estaba el fierro ése o lo que sea y la segunda, cuando subiste con El Moi, había desaparecido. ¿Es así?

-Como lo está usted diciendo, Comandante.

-¿Algo más?

-Nada, sólo pido que se ponga en el acta que de inmediato di aviso de los hechos.

-Bien, Rocafuerte, permanece cerca porque no he acabado contigo. Te quiero aquí mismo cuando llegue el ayudante del señor Procurador.

2.

-La mera verdad no sé cómo se llama, señor Comandante, pero fue él quien dijo que el de la cama ciento ocho padecía una enfermedad peligrosa; que era harto agresivo y corríamos peligro.

-¿Quién dijo eso, don Baudelio?

-Lo dijo el señor que está aquí a mi izquierda con las dos piernas enyesadas, lueguito de esta cortina.

-¿De quién se trata, enfermera?

-El paciente de la cama ciento dos es . . . déjeme ver Comandante . . . Agustín Aguirre. Tiene fractura expuesta y conminuta de ambas tibias y peronés.

-Entonces, don Baudelio, ese paciente le dijo que el de la cama ciento ocho era agresivo.

-Sí mire, no me lo dijo directamente pero alcancé a escuchar cuando comentó que el tipo era peligroso, que dizque tenía rabia y que al que le da se muere pero que antes ataca a otros. A mí sí, la verdad, me entró hartísimo miedo. Mire usted cómo estoy, con mis brazos bien quemados desde los hombros. Yo pensé: éste viene, me muerde o me quiere hacer de otras cosas y yo cómo me defiendo o con qué. Tengo un suero conectado en este lado y una tripa metida por el miembro, véalo, hasta los riñones. Mas sin en cambio todavía le eché ganas y le dije aquí al de la ciento dos: ¿a pooco? Yo dándomelas de valiente. El viejito de aquella cama nomás levantaba la cabeza y atisbaba para el otro lado del pasillo, como cuidándose del rabioso.

-¿Quién es el viejito, enfermera?

-El de la cama ciento siete es . . .

-Espere por favor, enfermera. Vamos a hacer un plano. Acérqueme ese papel y préstame su pluma. ¿Todas las salas son iguales?

-Las de internamiento sí.

-Okey. Aquí dibujo la sala "A", que es donde estamos y aquí a la "B", donde ocurrió el crimen. Este es el pasillo. Continúe, don Baudelio.

-El dicho Agustín nos contó de otras cosas. Yo les platiqué de un albañil que fue el señor de mi tía ya cuando se había muerto mi tío y que se retorcía por las noches. Mi jefa y su servidor, que era niño, dormíamos con ellos en el mismo cuarto y una noche . . .

-¡Quiero saber lo que pasó aquí, don Baudelio!

-Le platico esto para que capte lo otro, señor Comandante. Yo era niño y me dormí, pero luego supe que el tipo mató a mi tía de un planchazo. Todos dijeron que ese albañil tenía mal de rabia, como el de la ciento ocho. Nosotros aquí estábamos muy espantados, Comandante y que Dios nos perdone pero qué bueno que ese tipo ya pasó a mejor vida; hasta para él fíjese. Quien lo haya hecho nos salvó a los demás o vaya usted a saber. El cieguito dijo que esos rabiosos gritan feo y la mera verdad éste gritó pero gachísimo.

-¿Qué quiso usted decir con: "quien lo haya hecho"?

-Echárselo, Comandante; darle cuello como se dice.

-¿Sospecha usted de alguien, don Baudelio?

-Pus no, yo cómo.

-Infórmeme sobre el ciego enfermera.

-Es el paciente de la cama ciento seis . . . Desiderio Coruco. Es un soldador que trabajó sin protección. Tiene los ojos vendados desde su ingreso.

-¿Y el viejito del que le pregunté antes?

-Cama ciento siete . . . Acamapichtli Garrido. Un burro lo mordió y le arrancó el brazo derecho. Tiene noventa y dos años.

-¿A qué hora fue el grito, don Baudelio?

-A la media noche, Comandante.

-¿Qué clase de grito fue?

-Un gritazo, Comandante, como carraspeado. Nomás con decirle que a su servidor que soy de sueño pesado, me despertó.

-¿Cuando escuchó el grito oyó alguna otra cosa?

-¿Como cuál?

-Como un tubo contra una cabeza por ejemplo.

-No. Más bien como cuando a un toro ya le fallaron dos o tres descabellos y muge fuerte y raro. ¿Usted va a los toros?

-Gracias, don Baudelio.

3.

-Resuma los hechos, Comandante. El señor Procurador estará aquí dentro de media hora y afuera están todos los medios informativos esperando. ¿Quién carajos les avisó?

-En estos hospitales, señor licenciado Godínez, hay siempre periodistas rondando. Son hospitales de sangre y no falta material para la nota roja.

-¡Carajo!, son las dos de la mañana y afuera están los de ECO, los de antena cinco, Hechos, Veinticuatro Horas, Radio RED, Ondas del Lago, Tevé Azteca, la Charrita del Cuadrante y qué sé yo. ¡Hasta los gritones de deportes!

-Un paciente internado en la cama ciento ocho fue asesinado, señor licenciado. Al parecer le sorrajaron un tubazo en la cabeza con un porta sueros. El hecho ocurrió a la media noche. El cuerpo lo descubrió un auxiliar de intendencia, de nombre Melitón Rocafuerte, que es uno de los principales sospechosos. Tengo el hospital rodeado por todas partes y a francotiradores en las azoteas de edificios y casas vecinas.

-¿Por qué tanto despliegue de fuerza, Comandante?

-¿Le parece inadecuada la medida, licenciado?

-Tiene usted un ejército afuera y otro adentro. Bloqueó la circulación y más de una docena de ambulancias están detenidas, sin poder llevar o traer heridos. Ya cundió la noticia y todos los hospitales públicos y privados están exigiendo protección.

-La seguridad ante todo, señor licenciado. Un asesino anda suelto y no voy a permitir que huya o mate a otra persona.

-¿Por qué es sospechoso ese empleado de intendencia?

-Se contradice. No puede justificar por qué estaba en el tercer piso cuando su área de trabajo es la lavandería que está en el sótano. Dice que subió por una camilla, tarea que no le corresponde, tenía en las manos sangre de la víctima y lo explica diciendo que tal vez tocó la cabecera de la cama. El auxiliar de intendencia del segundo piso, apodado El Moi, dice que Rocafuerte es agresivo, que desde que empezó a trabajar en el hospital, hace apenas una quincena, se sube a dormir a los pisos y lo hace donde encuentra una cama vacía, aunque esté rodeada de enfermos contagiosos. Les quita hasta las cobijas. Además, parece que le repatea que alguien ronque.

-¿Testigos?

-Negativo, licenciado. El hoy occiso estaba aislado.

-¿Aislado?

-Afirmativo. Se tenía la sospecha de que era sumamente contagioso y por eso mismo, supongo, se fue haciendo agresivo, usted sabe.

-Yo no sé absolutamente nada. ¿Desde cuándo estaba internado?

-Aquí tengo el expediente clínico. Ingresó a las veintiuna treinta. Ordenan que debe aislarse. Firma el doctor Adrián Paredes.

-Adrián Paredes . . . ¿qué puesto tiene?

-Es el cirujano jefe de toda la guardia.

-¿Ya lo interrogó?

-Negativo. Está en el quirófano desde las veintidós horas, operando heridos.

-¿Qué edad tenía el victimado?

-Veinticuatro años.

-¿Familiares?

-Ninguno. Lo encontraron tirado en la calle y lo trajo una ambulancia de rescate.

-¿Drogas?

-Lo ignoro. No revisamos el cadáver porque el doctor Rubio, que es el patólogo, empezaba la autopsia cuando llegamos.

-¿Qué dicen los médicos?

-No los hemos podido entrevistar. Es quincena y abajo hay un mundo de lesionados. En todos los quirófanos están operando. La doctora a cargo de este piso no se presentó a trabajar.

-¿Había alguien arriba?

-La señorita Meche, aquí presente.

-¿Qué puesto tiene usted?

-Soy auxiliar de enfermería.

-¿Vio algo, señorita?

-No, licenciado. Bajé a cenar y cuando subí ya había ocurrido todo.

-¿A qué hora bajó usted?

-A media noche, licenciado.

-Entonces no había aquí un alma cuando se supone que ocurrió todo, Comandante.

-Sí, cómo no, señor licenciado, estaban los seis pacientes de la sala "A", ésta de aquí precisamente.

-¿Algún sospechoso entre ellos?

-Todos y ninguno, licenciado. Los seis estaban aterrorizados, bueno cinco porque uno de ellos está descerebrado, aunque sólo Dios sabe. Parece que se corrió el rumor de que el de la ciento ocho, en la sala "B", el ultimado, era contagiosísimo y muy violento.

-¿De dónde provino el rumor?

-De Rocafuerte, señor. A pesar de que no le corresponden esas tareas, él fue quien subió al paciente. Acepta que al cruzar por la sala "A" dijo a la enfermera, a Mechita,: *"aguas con éste porque es peligroso. Los puede contagiar o hasta madrear".* Textual señor licenciado. Lo anterior lo alcanzó a escuchar el enfermo que responde al nombre de Agustín Aguirre y ahí empezó todo.

-¿Por qué piensa usted que alguno de estos seis pudo haber sido?

-Porque le tenían pánico al de la ciento ocho y hubieran dado cualquier cosa por verlo muerto. Lo que llama la atención es que todos están, por lo menos aparentemente, incapacitados para levantarse, caminar y asestar tubazos. Parece imposible que alguno de ellos sea el asesino.

-¿Cómo puede asegurarlo?

-No lo aseguro pero véalos, licenciado, nomás véalos. Este de aquí, Agustín precisamente . . .

-¿El viejito?

-No licenciado, el que está aquí lueguito del vidrio, aquí . . .

-Ajá.

-Como puede usted observar, está enyesado como momia y no se puede mover ni en la cama. El que sigue para allá es don Baudelio; él era el más asustado de todos. Si me viera obligado a señalar a alguno como fuertemente sospechoso, después de Rocafuerte lo señalaría a él. Sólo que véalo licenciado, tiene quemaduras de tercer grado en ambos brazos, por eso los tiene colgados de esas como hamacas; le están metiendo suero por el cuello, tiene en el pene, ya se lo vi, una sonda, un globo en la vejiga y un tubo rígido en el recto para poder ventosear, de modo que don Baudelio, salvo mejor opinión, queda descartado. El anciano, o sea el primero de este lado, tiene todos los años del mundo, diabetes, duras las arterias de la cabeza y sólo un brazo. El otro, el de los ojos vendados, no ve absolutamente nada, sin embargo . . .

-¿Sospecha usted que sí ve?

-Yo sospecho hasta de las moscas, licenciado, sin agraviar a lo presente, discúlpeme. Usted como mi jefe me dará la razón. El fornido que le sigue es el descerebrado. El que está frente a él, a la izquierda de don Baudelio . . . hágase para acá licenciado, tantitito más, ése es un sujeto sumamente peligroso, perteneciente a una banda de secuestradores, que ingresó hace tres días en calidad de detenido. Tiene tatuajes hasta en las nalgas, como lo oye y si no lo cree véaselas. Para mí entre éste y Rocafuerte, descartado don Baudelio, está el asesino que buscamos. Lo sorprendieron en un asalto y le metieron cuatro tiros en el vientre, alto calibre.

-Okay, estos no fueron. ¿Quién entonces?

-¡No! Espéreme, licenciado, con todo respeto yo no descarto a nadie, ni aquí a Mechita que es tan amable. Como policía tengo la obli . . .

-No sermonee. ¿Quién?

-Estos se contradicen, licenciado. El viejito mordido por el burro que le arrancó un brazo asegura que el del tiro en la cabeza se levanta por las noches y que le roba las gelatinas que le traen sus familiares. El ciego dice que no sabe cuál, pero que alguno de los otros cinco se levanta en las madrugadas y le quita su cobija. El secuestrador asegura que el descerebrado no está inconsciente, que se mueve y hasta se levanta, pero Baudelio y Martín al que le tienen miedo y piensan que esconde una macana, es al secuestrador.

-¿Ese secuestrador no tiene custodio, vigilancia?

-Sí, señor. Se trata del elemento 6017 de la policía preventiva de Ciudad Netzahualcóyotl, quien declaró que se ausentó unos momentos al baño, sin embargo ya averigüé que bajó a cenar como a las veintitrés treinta y que permaneció en la cocina hasta después de la media noche. Sospecho señor licenciado, que el elemento 6017 se trae algo con la cocinera, con la de las piernotas porque hay dos . . .

-¡Coño, qué carajos me importa eso! No tenemos nada, Comandante y el señor Procurador está por llegar.

4.

-Lamento mucho, señores, no poder proporcionarles algo concreto en relación con este hecho que ensombrece nuestra ciudad. La averiguación va muy adelantada y quienes están al cargo de ella me informan que hay dos sospechosos. Un auxiliar de intendencia del hospital, posiblemente enfermo mental y el otro un paciente peligroso, internado bajo custodia. Ambos se encuentran en calidad de detenidos dentro del nosocomio. No descartamos la posibilidad de que se trate de alguna venganza, es decir, que se haya introducido al hospital un enemigo del ahora occiso y lo haya ultimado. La manera despiadada que utilizó el victimario nos hace pensar en cuestión de drogas o celos. Me informan que en este momento un psiquiatra interroga al auxiliar de intendencia, de apellido Rocafuerte, quien podría encajar en cualquiera de las dos posibilidades.

-Señor Procurador . . .

-Les ruego que se identifiquen al hacer uso de la palabra.

-Aquiles Robledo, de "Hechos". ¿Existen antecedentes conocidos, señor Procurador, de un crimen de este tipo?

-No que yo sepa.

-¿Tienen ya el resultado de la autopsia? Raúl Navarro, de "Excélsior".

-Estoy en espera del mismo. Ya debe estar terminando el forense.

-Pero . . . Victoria Lizarrarás, "Radio Red", ¿nos puede adelantar la posible causa de la muerte?

-Todo parece indicar que le destrozaron la cabeza con un objeto contundente.

-¿Qué expectativas de seguridad podemos esperar, señor Procurador, si en un hospital se masacra de esa manera a un conciudadano? Nicéforo Bermúdez, "ECO" de las cuatro a eme.

-Se trata de un caso insólito. Les ruego no alarmar a la población.

-Señor Procurador, son las tres quince de la mañana. Soy Eduardo Papantla, de "Alarma". Debo entregar mi reportaje en veinte minutos. ¿Puedo adelantar que el joven fue asesinado por personal del hospital?

-¡Por Dios no! Fue asesinado pero ignoramos por quién.

5.

-Ya va a subir el doctor Paredes, señor Procurador. Terminó apenas de operar. Aquí traje a la enfermera . . . ¿su nombre?

-Agapita Aguirre.

-Cargo.

-Circulante en la sala de operaciones. ¿Qué hice de malo?

-Como ya le habrá informado el licenciado Godínez, investigamos un crimen.

-¿Dónde?

-¡Aquí, señorita! ¿No sabe nada?

-La señorita estaba en el quirófano, señor Procurador, asistía al doctor Adrián Paredes. Me informa que estuvo en el tercer piso a eso de la media noche y que ella se llevó el porta sueros.

-¿A qué subió usted al tercer piso, señorita?

-Subí para llevarme el porta sueros que pertenece al servicio de urgencias y que instalaron en la camilla del paciente que se internó en la cama ciento ocho.

-¿Por qué tuvo usted que hacer eso?

-Porque yo firmé el vale por el porta sueros y si se pierde a mi me lo cobran. Aquí se pierde todo, ya una vez me cobraron uno y valen más de setecientos pesos.

-¿Y qué vio usted?

-Al paciente ya se le había terminado el suero y como no tenía ordenado otro cerré la venoclisis, zafé el porta sueros de la cabecera y en eso el paciente dijo que se sentía muy mal y que . . .

-Disculpe, señorita. Licenciado Godínez, vea si los muchachos de la prensa están todavía por aquí. Continúe, señorita.

- . . . iba a vomitar. Entonces dejé el porta sueros sobre la cama y me fui corriendo a avisar.

-¿A quién le avisó?

-Busqué a la doctora del piso y como no la encontré fui a Urgencias y la supervisora de enfermería me dijo que ella les avisaría a los médicos, que fuera rápido a traer el porta sueros y así lo hice. Lo entregué en la Central de Equipos y me regresaron mi vale.

-¡Vuele, Comandante! Vaya a esa Central de Equipos, quiero el arma aquí en un minuto.

-A la orden, señor Procurador.

-¿Y cómo estaba el paciente, señorita?

-Estaba como buscando algo debajo de la cama, pero acostado. ¿Me entiende? Yo le dije que se acostara bien y me fui.

-¿Podría haber estado muerto?

-¿Murió, señor Procurador?

-Responda.

-No sé movió, pero no creo que estuviera muerto. Corrí porque el doctor Paredes me necesitaba en el quirófano.

-¿Vio usted sangre?

-La segunda vez que subí sí, señor Procurador. Había sangre en
la cama, en las cobijas, en el suelo y en el porta sueros.

-¿No le llamó eso la atención?

-Sí y se lo comuniqué a la supervisora y al doctor Paredes.

-¿Y él qué dijo?

-Que estaba bien, que los de medicina interna estaban al cargo y
siguió operando. Yo me quedé en la sala de operaciones hasta ahorita
cuando me fue a buscar el licenciado.

-¿Vio usted a alguien en el piso, cerca de la sala "B"?

-A nadie. Parece que la enfermera del piso había bajado a
cenar. A quien vi cuando salí del elevador fue a un empleado de
intendencia.

-¿Cómo se llama?

-No sé señor. Es nuevo aquí.

-¿Qué hacía?

-Esperaba el elevador. Cuando yo salí el entró.

6.

-Aquí está el famoso tubo, señor. Me querían hacer firmar un vale. Tuve
que identificarme como comandante de la policía judicial. Ya lo lavaron.
La encargada de la Central de Equipos dice que no sabe nada, que todo
lo que llega a la Central de Equipos trae sangre, mucha, que aquí la
sangre abunda, que su trabajo es lavar, hacer bultos y esterilizar.

-¿Cómo llegó usted aquí, comandante?

-Me envió el jefe de homicidios . . .

-¿Y a él quién le avisó?

-El auxiliar de intendencia, Rocafuerte, fue quien dio aviso a la
policía judicial, señor Procurador.

-¿No le parece raro que el principal sospechoso sea el que avise
a la policía?

-Podría tratarse de un ardid.

-¿Vio usted el cadáver, comandante?

-Por supuesto, señor Procurador, fue lo primero que hice. Cuando llegué al hospital lo estaban metiendo a la morgue. Ya informé de eso al licenciado Godínez.

-¿Lo revisó?

-Bueno . . . levanté la sábana y alcancé a ver la cabeza, el cuello . . .

-¿Y . . .?

-Cubierto de coágulos, irreconocible.

-¿Por qué no entró usted a la morgue?

-El médico patólogo, que se apellida Rubio, me impidió la entrada. Dijo que me entregaría una copia del resultado de la autopsia a solicitud del Ministerio Público. El licenciado Godínez ya hizo los trámites.

7.

-Buenas noches.

-Buenas noches, doctor. ¿Usted es el jefe de la guardia?

-A sus órdenes. ¿Puedo preguntar quién es usted?

-Soy el licenciado Benito Moravia, Procurador de Justicia de la ciudad. Su nombre si es tan amable.

-Adrián Paredes.

-¿Sabe usted lo que pasó en el hospital, doctor?

-Francamente no. Ignoro por qué está lleno de judiciales y por qué está usted aquí. ¿Se espera la llegada de alguna persona importante o peligrosa?

-El peligro está aquí, doctor Paredes. ¿Ignora usted que un paciente del tercer piso tuvo una muerte de lo más rara y que en estos momentos deben estar terminando de autopsiarlo?

-Acabo de salir del quirófano. Me informaron que falleció el paciente de la tuberculosis pulmonar y, que yo sepa, es al único que se está autopsiando en este momento.

-¿Tuberculosis pulmonar?

-Sí. Me refiero al paciente que estuvo internado en la cama ciento ocho.

-A ése me refiero yo.

-Yo firmé la orden de internamiento. Presentaba una tuberculosis pulmonar activa, muy avanzada. Por eso ordené que lo aislaran. Tenía muy mal pronóstico.

-¿Tuberculosis pulmonar activa? ¡Que no se vayan los de la prensa, Godínez! ¡El paciente fue asesinado, doctor Paredes!

-¿Asesinado? ¿Es una broma, señor Procurador?

-Lo encontraron bañado en sangre, con la cabeza destrozada.

-No entiendo. Lo que tuvo el paciente fue una hemorragia abundante, proveniente de los pulmones, que los tuberculosos en etapa avanzada pueden expulsar durante un acceso de tos.

-¡Licenciado Godínez!, discúlpeme, doctor.

-A la orden, señor Procurador.

-Si se van los de la prensa se va usted a la cárcel de por vida. ¡Y usted también, Comandante!

8.

-El doctor Rubio es el patólogo del hospital, señor Procurador. Viene a informar sobre el resultado de la autopsia.

-Lo escucho, doctor Rubio.

-Tuberculosis pulmonar activa, en fase terminal, pulmón izquierdo destruido por grandes cavernas, erosión de la arteria pulmonar izquierda. Bronquios, tráquea, laringe y vías aéreas superiores, ocupados por masas de coágulos recientes, no organizados.

-¿Y las heridas en la cabeza y en la cara? ¿Las marcas de los tubazos?

-Éste no era un paciente traumático, tal vez estamos hablando de diferentes casos.

-¡Godínez!

-¡Ya salió, señor!

-¿Salió Godínez?

-¡Y usted, señor Procurador!

-¿Quién es este tipo, comandante?

-Melitón Rocafuerte, señor Procurador.

-¡Salió rete bien!

-¡Qué cosa coño!

-Al aire, ya salió al aire, señor procurador. En el canal dos, cuatro, cinco, siete, trece, en todos.

-¿Quién, con una . . .

-Usted, señor Procurador. Usted hablando con los metiches de la prensa.

-¿Cómo que al aire?

-En ECO señor, cadena nacional. Lo del crimen. Retrata usted bien chiras y aclarando que fue a tubazos y eso. ¿Quiere que le subamos una tele? También sale el comandante, y yo junto al licenciado Godínez, que se ve muy preocupado al lado suyo, señor Procurador. De seguro lo van a repetir los de ECO todo el día.

-¡GOOODÍNEEEZ!

LA NOVATADA

Mi primer "servicio" en ambulancia, la noche de mi primera guardia, fue exitoso. Me lo acreditaron doble, porque certifiqué la muerte del joven baleado en el burdel y porque entregué vivo al balaceado que recogimos en el camellón de Obrero Mundial.

En ese entonces todavía no nacía el doctor Kildare, pero yo me sentía como debe haberse sentido él, muchos años después, cuando era el héroe de la televisión. Esa vez entré con los camilleros y con mi "primer paciente" a la sala de urgencias del Hospital Central de la Cruz Roja y esperé a que lo acostaran en una camilla.

Una de las "hermanas" le tomó la presión arterial y revisó la venoclisis que había yo instalado.

-Siempre que pueda—me dijo—evite el pliegue del codo. Es mejor canalizar una vena que no esté en una parte del cuerpo que se doble.

Llegó uno de los practicantes de cuarto año, lo puse al tanto de la situación, se retiró y regresó un momento después con Carlos Juárez, jefe de la guardia y con el doctor Manuel Alvarado, jefe de residentes y de todo mundo.

Yo los miré, muy orgulloso. No era para menos. El tipo tenía tres balazos de esos que no se andan por las ramas. Los de este herido se andaban por un brazo y por el vientre. Pensé que me iban a felicitar. El doctor Alvarado me vio y dijo:

-¿Qué haces aquí?

-Yo traje al herido—respondí muy orondo.

-Tu lugar es "Ambulancias". Tal vez ya te toque salir en otro servicio. Cuando suene la chicharra y te toque servicio sales, traes al herido, lo entregas y en ese instante vuelves a tu puesto. ¿Entendido? No quiero volver a repetírtelo.

Esa noche cubrí seis servicios. Cada uno de los cinco practicantes que estábamos en "Ambulancias" cubrimos seis servicios. Decir que ya nos sentíamos unos expertos es poco. Unas horas antes no éramos nada. No habíamos ni siquiera abierto una ampolleta. Cuando apenas amanecía ya hablábamos de cohibir hemorragias, de canalizar venas, de inmovilizar miembros fracturados, de pasar sondas a la vejiga, dar respiración boca a boca, de dosis e indicaciones de más de veinte medicamentos y de los signos inequívocos de muerte. Varela era el único de nosotros que podía hablar de atender un parto. Atendió a una mujer que daba a luz bajo la escalera de madera de un hotelucho en el centro de la ciudad.

-Todo estaba en penumbra—nos contó—La única luz era la de la lámpara del camillero, pregúntenle.

¡Varela había atendido un parto! Se convirtió de inmediato en mi héroe. Pero no por mucho tiempo. En mi quinta guardia me tocó a mí. La mujer estaba dando a luz en la calle. La cabecita del producto ya distendía la vulva. La subimos a la ambulancia y le dije al chofer que metiera el acelerador hasta el fondo. Ese tipo de emergencias debíamos transportarlas al hospital más cercano que tuviéramos. Cuando la ambulancia volaba haciendo sonar su sirena para llegar al Hospital de La Mujer, la mujer, que iba acostada a mis pies, gritó: "¡Ya nació mi hijo, doctor!". Retiré la sábana que la cubría. En efecto, entre sus piernas abiertas y dobladas, sobre la lona de la camilla, yacía una pequeñita que movía eléctricamente sus cuatro extremidades. La contemplaba extasiado cuando emitió un llanto menudito para recordarme que debía yo ligar el cordón umbilical, cortarlo, aspirar flemas de su boca y fosas nasales, aplicar nitrato de plata a sus ojitos y buscar con que cubrirla, porque hacía frío.

Ya tenía "mi parto" y se había esfumado mi miedo. En realidad yo no la había atendido, pero, ¡caramba!, había hecho bastante. Y bien.

Cuando pasamos al servicio de urgencias, luego de seis meses de salir en ambulancias, los cinco "ex-novatos" nos sentíamos figurones de la medicina. Teníamos la experiencia de veinticuatro guardias, de veinticuatro horas cada una. A mediados de marzo pasamos al servicio de urgencias y llegaron cinco nuevos estudiantes. Cinco novatos a quienes les cedimos nuestros maletines, nuestros números, un mundo de mosquitos, nuestras literas y el miedo del que nos habíamos despojado.

Todo nuestro saber, nuestra "experiencia", se esfumó en un instante. Pérez Jácome, Luengas y yo fuimos asignados a la sala de hombres. Varela y Morales a la de mujeres. A cada uno se nos responsabilizó de algunos cubículos. En cada cubículo había una camilla. A mí me tocaron cuatro. Alberto Olguín, que siguió fungiendo como nuestro tutor, me ordenó presentarle un resumen clínico de todo paciente que ingresara a cada cubículo. En los casos traumáticos, que eran el noventa por ciento, el resumen debía acompañarse de una detallada descripción de las lesiones, incluyendo los hallazgos radiológicos en caso de haberlos.

Era como si me hubiera hablado un chino y pedido que mi respuesta fuera en ruso. Las observaciones que hizo Olguín de mi primer resumen clínico me hicieron añorar mi tiempo en ambulancias.

-No se dice *"toco bola en la parte delantera del cuello"* sino: "se palpa tumoración en la región cervical anterior". No uses símiles, describe. No todas las cosas u objetos tienen la misma connotación para todos. Para ti un durazno tiene un tamaño, para mi otro. Aquí donde pones, y que no se vaya a enterar Carlos Juárez porque te regresa otros seis meses a ambulancias, *"la bola tiene el tamaño de un durazno pero se siente como ciruela pasa"*, debiste poner: "la tumoración mide aproximadamente cuatro centímetros de diámetro, es rugosa al tacto y de consistencia blanda".

No hubo frase que estuviera bien. Y cuánta razón tenía Olguín. Un mes después de estar haciendo treinta o más resúmenes por guardia, esto es, después de haber hecho ciento veinte resúmenes clínicos, me consideraba maestro en la materia, tanto, que pretendí meterles estilo y emoción. Par de variantes que quise introducir a la ortodoxia de elaboración de una historia clínica. *'Mujer de dieciocho años, muy bella y atenta, que fue artera y abusivamente golpeada* . . . Hasta esa palabra llegó Olguín antes de romperme en la cara mi resumen.

Poco a poco empezaron a soltarnos. Los practicantes que estaban jerárquicamente por encima de nosotros, o sea todos, y los médicos internos y residentes, ya no revisaban nuestros resúmenes sino que los leían para enterarse del caso. Se nos autorizó a prescribir, sin consultar con ellos, en casos leves que requirieran de algún analgésico, suero, o antibiótico. Ninguna otra cosa todavía. También practicábamos todas las curaciones que no requirieran de procedimientos especiales. Después se nos dejó suturar, aplicar yesos y pasar sondas a la vejiga o al estómago.

Practicar lavados gástricos en casos de intento de suicidio por ingestión de medicamentos o sustancias tóxicas vino después y fue la antesala para acceder a lo que todos esperábamos: entrar a las salas de operaciones para estar presentes, y después asistir, en actos quirúrgicos.

Un año después de haber ingresado, precisamente la noche del catorce de septiembre del cincuenta y ocho, nos tocó la novatada. La primera, la nuestra. Era una fecha largamente esperada, especial.

Los cinco practicantes que iniciamos el año anterior íbamos a ser "confirmados". Por costumbre, en la novatada sólo tomaban parte los practicantes de la guardia. Los médicos residentes y los médicos internos no participaban. Ellos se hacían cargo del trabajo hasta que la ceremonia terminaba.

Lo más significativo era cómo nos sentíamos aquella noche. Yo tenía la certeza absoluta de ser médico y de que pronto sería cirujano. Siempre fue un iluso. ¡Cuánto me faltaba!, ¡cuántos años!

A las ocho en punto de la noche entró Carlos Juárez al cuarto de los practicantes de guardia. Mis recuerdos regresaron un año. En un rincón, nerviosos y a la expectativa, estaban los cinco estudiantes que iniciaban. Juárez les dijo su nombre. Asignó a Luengas como su coordinador. Nos dio a nosotros la bienvenida como practicantes adscritos al servicio de urgencias y anunció que a las dos de la mañana, como era la costumbre, sería la novatada.

Alfredo Luengas dijo a los novatos que fueran al cuarto de ambulancias y ahí lo esperaran. Los demás nos fuimos a nuestros puestos.

Nunca, durante el año que había pasado, supimos en qué consistía la novatada. La sorpresa era parte del ritual. A las dos de la mañana con diez minutos se nos ordenó entrar al cuarto de practicantes.

Las literas habían sido sacadas al pasillo. El cuarto estaba sin muebles, un poco en penumbra, iluminado por la luz de una docena de velas. Carlos Juárez tenía una corona de yeso en la cabeza. Un porta sueros era su cetro. Un campo quirúrgico azul, su capa. Estaba sentado en el centro del cuarto, con las piernas cruzadas a la manera yoga, depositando sus huevos en el piso. Estaba desnudo. Los cinco practicantes de mayor jerarquía estaban a sus lados, desnudos. Todos los demás, desnudos, los circundaban. Él era el rey.

Nos colocaron frente a él y dijo, ordenando:

-¡Encuérense!

Lo hicimos. Nuestra ropa fue arrojada a una esquina.

Juárez hizo un movimiento con la cabeza y Olguín se puso de pie. Tenía un "riñón" de acero inoxidable en una mano. Dentro del riñón había compresas empapadas en alcohol. Cada uno de nosotros recibió una. Juárez habló.

-Esta noche se les confirma como practicantes de la Cruz Roja Mexicana. Lo merecen y los felicito, pero es una vergüenza que se presenten desnudos a un acto tan serio. Cúbranse el pene y los testículos.

Nos quedamos estupefactos, sin saber qué hacer. Tal vez esperando que lo que pensábamos no fuera cierto. Olguín recibió una compresa seca y se tapó con ella los genitales.

-Así—dijo.

Juárez repitió la orden.

La primera sensación fue de frío, luego un poco de calor, después . . . casi simultáneamente nos retiramos los cinco aquellas compresas que nos quemaban los genitales.

-¡Tápense!—gritó Juárez—al que se niegue le meteremos un enema de agua jabonosa.

Negrete, que era uno de los que estaban al lado del Rey levantó, mostrándonoslo, un irrigador de porcelana con su hule terminado en un enorme bitoque.

Nos tapamos con las compresas de alcohol. El ardor nos hizo llorar, pero se fue calmando.

-Ahora van a bailar cantando "Doña Blanca"—dijo Juárez.

-Pónganse en círculo—nos ordenó Olguín.

Nos colocamos en círculo, a una distancia de medio paso entre uno y otro.

-Con el brazo izquierdo rodeen la cintura de quien tienen a su izquierda. Con la mano derecha cojan el pene de quien tiene a su derecha.

Los cinco, que ya estábamos razonablemente abrazados, nos soltamos. Carlos Juárez hizo retumbar el cetro contra el piso. Negrete volvió a levantar el irrigador y le untó vaselina al bitoque. Todos los practicantes se levantaron, amenazantes.

Volvimos a abrazarnos y . . . nos entrelazamos con manos y penes.

-Ahora sí—gritó Juárez—ustedes cinco a bailar girando, y todos, todos a cantar. El baile termina cuando termine el canto.

Como una sola voz se escuchó: "Doña Blanca está cubierta de pilaaares oro y plata, rooomperemos un pilar para ver a Doña Blaaanca".

-¡Ánimo doctores!—nos gritó Juárez—Acuérdense de cuando eran niños. Así no es el paso. Enséñales Olguín.

Olguín se interpuso entre Morales y Pérez Jácome y, gritando "¡vamos, vamos!", empezó a cantar y a girar dando pasitos cruzando sus piernas cortitas una vez por delante y otra vez por atrás. Cuando ya imitábamos su paso y cantábamos, Olguín dejo entrelazarse a Morales y Pérez Jácome con sus respectivas parejas dobles y salió de la formación.

"Doña Blanca está cubierta de pilares oro y plata, rooomperemos un pilar para ver a Doña Blaaanca".

-Ahora giren al revés gritó Olguín, contra las manecillas del reloj. Cada vez que demos una palmada, cambian la dirección del giro.

"Doña Blanca está cubierta de pilares oro y plata, romperemos un pilar para ver a Doña Blaaanca".

Nos hicieron dar no sé cuantas vueltas. A Morales le dio un ataque de risa y me orinó la mano. El número terminó con un aplauso ensordecedor. Al aplauso siguió un silencio. Olguín nos hizo recular para quedar cerca de la pared.

-Pónganse en "cuatro patas", con las rodillas y palmas de las manos apoyadas en el suelo.

Lo hicimos. Atrás de cada uno de nosotros se colocó, de pie, un practicante.

-¡Que traigan las tortillas! Ordenó Juárez.

La puerta se abrió y la mano de alguien entregó a uno de los practicantes una bolsa. El que recibió la bolsa fue entregando tortillas a cada uno de los que estaban parados a nuestras espaldas.

-Compañeros—dijo Juárez muy ceremonioso—la "carrera de las tortillas" es el número decano en nuestras novatadas. Es una tradición que empezó con la primera novatada que se llevó a cabo en nuestro hospital. Muchas generaciones de ilustres cirujanos, internistas, ginecoobstetras y pediatras, maestros de muchas generaciones, incluyendo la de ustedes, han girado en cuatro patas por este cuarto, de ida y vuelta, con una tortilla apretada entre las nalgas. Adelante Olguín.

Olguín nos explicó las reglas del juego. No se trataba de ganar, de ver cuál de nosotros lo hacía más rápido. Se trataba de hacerlo, de hacerlo impecablemente.

-Cada padrino colocará a su ahijado, con delicadeza, una tortilla entre las nalgas—Olguín hablaba como si estuviera rezando—Cada ahijado apretará, también con delicadeza, y con las nalgas por supuesto, la tortilla. La tortilla, ahijados, es dura porque está tostada; de modo que apretarla mucho significa romperla. Apretarla poco significa que se caiga. Completa la prueba el que recorra el circuito en los dos sentidos. Todos deberán ir tan pegados a la pared como puedan. Hay que dar la vuelta al cuarto. Cuando lleguen a donde está parado su padrino giran ciento ochenta grados, aflojan, sueltan la tortilla, el padrino les colocará otra y emprenden la vuelta final. El que rompa la tortilla en el trayecto, o la tire, regresa en cuatro patas por el centro del cuarto, para que le acomoden otra. La carrera termina hasta que el último haya llevado a buen efecto el propósito y deje caer su segunda tortilla, íntegra, en la meta, o bien se rinda y sea objeto de . . . (Olguín volteó hacia Negrete, que levantó el Irrigador y sacudió el bitoque). Vamos a empezar. A la de una les colocarán las tortillas, a la de tres arrancan.

-¿Puedo hacer una pregunta?—interrumpí a Olguín.

-El ahijado Pombo desea hacer una pregunta—dijo Olguín muy ceremonioso, dirigiéndose a Carlos Juárez.

-Adelante—accedió El rey.

-¿Se vale rebasar?

-¿Para qué quieres rebasar?—me preguntó Juárez—no se trata de llegar antes, sino de llegar.

-Si voy lento me acalambro—le dije.

-Hmm . . . sí—dijo Juárez aguantando la risa—puedes rebasar pero por la izquierda y sin rozar a nadie porque te descalifico y empiezas desde el principio.

A la una . . . a las dos y a las . . . tres. La carrera empezó. Hubo de todo. Unos rompíamos la tortilla en el afán de no tirarla, otros la soltábamos por la razón contraria. Sólo Varela hizo los dos recorridos limpiamente. Al final se quedó Federico Morales solo en la pista. Terminó su segundo recorrido pero, por alguna razón extraña, al llegar a la meta luego de la segunda vuelta, la tortilla, al aflojar él la presión, no cayó. Él brincó, movió las caderas como rumbera y la tortilla se adhería terca entre sus glúteos. Al fin se contagió él de las carcajadas generales y la tortilla se desprendió.

Después de la carrera de las tortillas nos hicieron acostar en el suelo, pegados uno con otro y enyesaron nuestros brazos y piernas. Brazo y pierna de uno con brazo y pierna de otro. Los tres que ocupábamos las posiciones centrales quedamos pegados a otro por ambos lados. Nos dieron toques eléctricos en el pene y los testículos. Cosquillas en las narices con plumas de ave. Y nos dieron tragos de orina, que no era orina sino suero fisiológico con vitaminas del complejo B.

Nos des enyesaron. Todos los practicantes salieron. Sólo se quedó Juárez.

-Vayan a quitarse los residuos de yeso a la fuente de la plaza Miravalle y regresan—nos dijo.

-¿Encuerados?—preguntó Federico Morales

-Encuerados—respondió Juárez—Todos los demás ya están en el camino para vigilar que ninguno se raje. Cuando salgan de la fuente, Olguín les dará una sábana.

Lo hicimos. No había modo de evadirlo. Cuando entramos de regreso al patio del hospital, corriendo, empapados, muertos de frío y envueltos en la sábana, escuchamos el sonido de la chicharra. Una ambulancia esperaba con motores encendidos. De la escalera de cemento bajó corriendo un novato y saltó con su maletín y una cara de espanto a la parte trasera de la ambulancia. Ésta partió gritando su sirena por la calle de Durango. Eran las cinco de la mañana.

VALENTIN

Se vio en el espejo y no pudo creer que apenas estaba cumpliendo veintiún años. Supo que eran las diez de la noche porque escuchó el estruendo del avión que invariablemente los viernes, a esa hora, hacía que vibrara su habitación, un pequeño cuarto en la colonia Escuadrón Doscientos Uno.

A lo lejos se oía la música de una banda rock; también la voz casi cantada de un vendedor de tamales. Desde arriba llegaban risas de niños, los ladridos de un perro y los gritos de una madre histérica que se confundían con comerciales de televisión. Del cuarto contiguo no provenía ruido alguno, por lo que concluyó que Violeta ya había salido. Ella, en caso de que lograra conseguir clientes esa noche, volvería poco antes de que amaneciera.

La imaginó en la parada del Metro, muy maquillada, jacarandosa, exótica, con la falda zancona cubriéndole apenas el trasero descomunal y con los muslos flojos enrollándosele bajo las medias negras cuadriculadas.

Violeta era todo lo que él tenía, y eso era una mujer cuarentona, diabética, obesa y cansada. Jodida, puteando terca para subsistir. A ella le dejaba la cafetera y algunos discos compactos, que era todo lo que él poseía; también la carta para su hermano. Él, no lo dudaba, la recompensaría por todos los cuidados que le brindó durante más de dos años. ¡Pobre hermano suyo, Emanuel!, lo había eludido tanto tiempo. Por pena, por no mortificarlo, por no saber qué carajos decirle.

El espejo le mostraba dos senos asimétricos que colgaban flojos, como si el silicón también estuviera enfermo o pudiera envejecer. Se incorporó y se puso sus pantaletas preferidas, unas negras sutilmente recamadas. Se pegó las pestañas, se pintó los labios, untó desodorante a las axilas rasuradas, uno suave con olor a jazmines. Se untó perfume tras las orejas. Se envió besos tristes y escribió con el lápiz labial rojo un "Adiós" grande en el espejo.

Fue a la cama y acomodó las dos almohadas contra la pared. Sobre la mesa de noche había un revólver y una vela. Encendió ésta. Fue hasta la pared junto a la puerta y apagó la luz. Regresó a la cama y se metió bajo la sábana de raso, morada. Miró la copa llena de vodka. Cogió el revólver y se cercioró de que el cartucho quedara en posición de disparo. Amartilló el gatillo. Vio los muchos piquetes oscuros en los pliegues de sus codos. Apagó la vela, y la luz cambiante del neón, proveniente del anuncio en la calle, entró al cuarto revuelto, pobre. Imaginó el letrero de la esquina: "Abarrotes Urano"; también el parque con bancas de cemento, hojas sobre el suelo y las inmensas jacarandas que se llenarían de flores en febrero. No quería un año nuevo ni canto de pájaros cuando amaneciera. Se colocó el cañón contra la sien derecha. Miró, evocándola, la puerta de la calle, una de madera carcomida de polilla; subió por las escaleras también acabadas. A su izquierda estaba la pared pintarrajeada de mensajes que sabía de memoria; mensajes de amor, mentadas de madre, letras desconocidas e iras antigobiernistas. Cruzó la puerta del cuarto, la que ostentaba el corazón que él había pintado meses antes, uno que lloraba lágrimas de sangre. Entró a donde tenía una cita con la muerte. Se vio en la cama, bebió de un trago el contenido de la copa y apretó el gatillo. Eran las nueve de la noche del día treinta y uno de diciembre de mil novecientos noventa y nueve.

Violeta, que no había salido porque dormitaba, despertó al escuchar el estruendo. Corrió y tumbó la puerta de una embestida. Encendió la luz. Vio a Valentín semi sentado en la cama, la sangre que escurría hasta el cuello y vio el revólver sobre el piso.

-¡Coño—gritó al advertir el hueco sanguinolento en la cabeza de Valentín—ya hiciste tu cabrona pendejada!—¡Carajo, mi amor—continuó, llorando y abrazándolo—hubieras escogido otro momento para ponerte en la madre! ¡Valentín, hijo de puta, ya chingaste mi fin de año!

Valentín Rosas llegó al hospital a las dos de la mañana del primero de enero. Antes había sido llevado a un hospital institucional que está cerca de su domicilio. Ahí fue rechazado por "no ser asegurado ni presentar una urgencia". Fue trasladado por ambulancia de la Institución a un hospital público que queda cerca. De este hospital fue remitido al hospital de urgencias Sur porque: *"no contamos con neurocirujano".*

Al paciente, masculino de veintiún años, no le habían hecho nada. No tenía canalizada una vena ni se había consignado en la escueta hoja de evolución que le hubieran suministrado o aplicado medicamento alguno. No fue por negligencia, fue por miedo.

El paciente tenía un balazo en la cabeza. El proyectil, calibre veintidós, entró por encima de la sien derecha y salió seis centímetros más arriba, a la altura del parietal. Había exposición, pero no lesión, de masa encefálica. Valentín, que estaba consciente y lúcido, pidió que no se le hiciera nada, que su deseo era morir.

-A mí me tembló la mano a la hora de jalar el gatillo, doctores—dijo—que no les tiemble a ustedes, por favor.

Presentaba fiebre y, aunque sus signos vitales estaban estables, su estado general era deplorable. Vestía ropa interior femenina, tenía implantes mamarios y había desarrollado el síndrome de la inmunodeficiencia adquirida hacía tres años.

El médico interno que lo recibió se percató de inmediato de la situación de peligro y avisó al asistente de la dirección. La auxiliar de enfermería, que ya se disponía a canalizar una vena, fue advertida de no hacer nada hasta que vinieran el neurocirujano y la jefa de enfermeras.

¿Qué hacer en este caso? ¿Qué hacer en casos semejantes? Esta pregunta se apoderó del personal médico que estaba esa noche de turno.

En un paciente no sidoso, con el mismo tipo de lesión y el mismo tiempo evolutivo, existe indicación para intervenir quirúrgicamente. Se trata de cerrar la capa que cubre a la masa encefálica, limpiar y drenar. El pronóstico para la vida es bueno, también es bueno en lo que se refiere a la función cerebral.

¿Por qué varía la conducta cuando se trata de un sidoso? ¿No se le debe ofrecer la misma oportunidad?

En el caso del sidoso el pronóstico para la vida es malo a muy corto plazo, porque carece de un sistema inmunológico de defensa. Eso y, en el presente caso, el cráneo abierto. En pocas horas puede formarse un absceso cerebral.

Valentín no sólo era seropositivo, en él ya se había desarrollado el síndrome de la inmunodeficiencia. Sin balazo en la cabeza ya tenía contados sus días. No tenía posibilidad alguna, hasta donde alcanzan los conocimientos actuales, de sobrevivir más de un mes, expresado de manera muy optimista, se le hiciera lo que se le hiciera.

Cada mililitro de su sangre era SIDA. Hay que expresarlo de esta manera, porque las posibilidades de contagio para todos cuantos intervinieran en su manejo eran muy elevadas. Especialmente si se decidía el tratamiento quirúrgico.

Reduciendo al mínimo las personas que tendrían que entrar en contacto con él, no podían ser menos de siete durante el preoperatorio, la operación y el postoperatorio inmediato. Siete personas que podían tener contacto con sangre del paciente.

Las siete personas eran: La enfermera del servicio de urgencias que le canalizara la vena y le rasurara la cabeza. El anestesiólogo. El neurocirujano. El cirujano ayudante. El médico que instrumentara. La enfermera circulante del quirófano. La enfermera del cuarto de recuperación.

Siete personas en peligro de ser contagiadas por un paciente que no tenía ninguna posibilidad de sobrevivir a cortísimo plazo. Se le hiciera lo que se le hiciera, o no se le hiciera nada.

Ninguna de las personas que intervendrían, podría contar con el equipo mínimo indispensable para protección personal. Esto es: guantes especiales, gafas y delantal de hule. No existen tales artefactos en los hospitales de urgencia de la ciudad.

La decisión del neurocirujano fue la de no operar. "No existe indicación quirúrgica, consignó en la nota de ingreso, en virtud de tratarse de un paciente con SIDA avanzado, sin una expectativa razonable de vida".

La jefa de enfermeras no permitió que la auxiliar de enfermería tocara al enfermo. Ella misma se puso dos guantes en cada mano y canalizó, con mucho cuidado, una vena para suministro de líquidos y medicamentos. Después rasuró la mitad anterior derecha del cráneo. Había un boquete. Las circunvoluciones del cerebro, intactas, hinchadas, estaban a la vista.

El doctor Ignacio Islas, neurocirujano de turno, observó la lesión, después miró al paciente de arriba a abajo. Valentín yacía desnudo sobre la camilla del cubículo número seis. Las manchas características del sarcoma de Kaposi, oscuras, color rojo violeta estaban presentes en el pecho y las cuatro extremidades. También nódulos en la mucosa de la boca. Islas se puso guantes y buscó crecimientos ganglionares en el cuello, en las ingles. Ahí estaban. El paciente tenía fiebre.

El neurocirujano, seguido por varios médicos, fue a la oficina donde esperaba el asistente de la dirección.

-No procede operar a este paciente—dijo.

-Perdone, maestro—preguntó un médico interno—¿No es necesario cerrar las meninges para evitar herniación de la masa encefálica?

-Sí—respondió el neurocirujano—pero en este paciente ya nada cambiará el curso de la enfermedad.

-Acuérdese doctor—habló el asistente de la dirección—que tenemos encima a la gente de los derechos humanos. Si se enteran de que este paciente no fue operado . . .

-No estoy poniendo en la balanza ese tipo de consideración— respondió el doctor Islas—Soy el responsable del caso. Sé que no puedo ofrecer nada a ese muchacho y que sí pondré en riesgo de contagios a varios compañeros y compañeras. Incluyéndome.

-Opino que de todas maneras debe operarse—dijo un médico internista.

-¿Por qué?—preguntó Ignacio Islas.

-Tenemos que darle la misma oportunidad que a un no sidoso.

-La oportunidad ya se la quitó a este paciente el SIDA avanzado que presenta. Tú lo sabes.

En ese momento se incorporaron a la discusión los dos anestesiólogos de guardia. Recordaron a los demás que había tres cirugías pendientes y que llevar a Valentín al quirófano implicaba clausurar una sala de operaciones por lo menos durante cuarenta y ocho horas. También el instrumental completo de neurocirugía no estaría disponible durante el mismo tiempo.

Una trabajadora social entró para avisar que una mujer quería hablar con el médico responsable del caso de Valentín Rosas.

Se trataba de Violeta, la prostituta amiga de Valentín. Ella, después de acompañar a éste hasta que fue internado se dio a la tarea de buscar a Emmanuel, el hermano.

El doctor Islas habló con ambos y les expuso su parecer.

Ellos estuvieron de acuerdo en que no se le hiciera nada. Valentín había dejado escrito que en caso de sobrevivir al intento de suicidio se le dejara morir. Estaba desahuciado.

El paciente fue internado y aislado. Murió seis días después de su ingreso.

Muchas organizaciones civiles humanitarias y las comisiones de derechos humanos podrían condenar una actitud como la que se tomó en el hospital esa noche de guardia. Quién sabe qué hubieran hecho de haberse enterado, en su momento, de tal decisión. Lo cierto es que quienes trabajan en dichas dependencias y toda persona que se preocupa por el problema de los sidosos, no tienen que vivir tan de cerca la gota de sangre de un enfermo contagiado con el virus de la inmunodeficiencia humana y mucho menos con quien ya desarrolló la enfermedad y presenta exposición de tejido altamente contaminante.

Nunca se ha escuchado que tales organizaciones se preocupen porque en los hospitales públicos se cuente con todo lo necesario para que quienes manejan a pacientes seropositivos cuenten con el equipo mínimo de protección. En los hospitales de sangre no es posible practicar una prueba para detección de VIH después de las dos de la tarde. De hecho se opera a personas seropositivas, sin saberlo, con más frecuencia de lo que se sospecha.

Una noche ingresó un individuo con una cuchillada en un hombro.

Una herida sin mayor importancia puesto que no había comprometido ninguna estructura vital, se encontraba semi sentado en una camilla. Una enfermera joven se acercó a él para tomarle los signos vitales. Los dedos índice y medio de la mano derecha de la enfermera se acercaron a la muñeca del herido, para tomarle el pulso. Simultáneamente, un hilillo de sangre que bajaba desde el hombro por toda la cara externa del brazo del paciente llegó a la muñeca. Los dedos de la enfermera y la sangre del herido se encontraron. Fue durante un par de segundos porque la muchacha corrió a lavarse de inmediato. Ella presentaba una pequeña escoriación en el pulpejo del dedo índice.

El sujeto era un multitatuado y aceptó ser bisexual y drogadicto. Al día siguiente se le practicó prueba para VIH que resultó ser negativa. La enfermera se hizo la prueba cada mes durante seis meses. Afortunadamente, siempre resultó negativa.

Es cierto que hubo imprudencia por parte de ella. A todo paciente herido debe explorársele con guantes y la enfermera no lo hizo. El caso de todas maneras es muy ilustrativo, porque evidencia el alto grado de exposición al contagio que se da en hospitales de sangre. En cada cirugía que se practica el riesgo es inmenso. Y el problema no son los pacientes como Valentín. Con él se tenía una certeza y se tomaron todas las precauciones. Se decidió, en consecuencia, lo más sensato. El problema real son todos los demás, todos aquellos que pueden ser seropositivos sin que siquiera ellos lo sepan.

La cirugía es sangre, contacto con ella, maniobras para administrarla, detener su escape, reparar sus conductos o ligarlos. Los cirujanos suelen terminar una cirugía con el pijama quirúrgico manchado de sangre, sangre que llega hasta la piel de quien opera. En parte esto puede evitarse usando un mandil de hule. Esto protege la piel del tórax, abdomen y extremidades inferiores. ¿Pero, y los brazos, sobre todo los antebrazos?

La sangre brinca. Hay ocasiones que brinca un chorro hasta las lámparas que dan luz al campo quirúrgico después de estrellarse en la cara de los que operan. Usando gafas especiales pueden protegerse del contagio al través de las conjuntivas oculares, pero la sangre puede llegar a la mucosa nasal, inclusive a la boca cubierta con un tejido poroso y ralo.

Las campañas educacionales para que la población evite un posible contagio por el virus de inmunodeficiencia humana, se encaminan a crear conciencia en ésta, de la importancia que tiene el uso del condón, y también de evitar la promiscuidad, porque ésta aumente notablemente el riesgo de contagio. En esta campaña se ha olvidado a los médicos, a las enfermeras y, en general, al personal que trabaja en hospitales.

No existe nadie que sea más "promiscuo" que un médico, especialmente un cirujano. Promiscuo, en este caso, porque entra en contacto con una gran cantidad de personas, diariamente, que pudieran ser posibles portadores. El mismo, en caso de contagiarse, y por la misma razón, puede ser un transmisor muy activo. El contacto de los médicos cirujanos es tan íntimo, e intenso, que llega hasta las entrañas de las personas y toca su sangre y sus órganos.

No se ha pensado en esto con la debida seriedad. Los médicos requieren de "condones" especiales para sus manos, sus ojos, la piel de la parte delantera de cuerpo. Y no los tienen.

Valentín fue un joven al que llegó a apreciar el personal que tuvo contacto con él, aunque su estancia en el hospital fue muy breve. No se le rechazó ni trató de manera diferente. Se procedió con él como tenía que procederse.

Vale la pena meditar acerca de todas las implicaciones de este caso. En general se ha satanizado a los profesionales de la medicina en lo referente al trato que dan a pacientes infectados por el virus de la inmunodeficiencia humana. En lugar de ello, debería ofrecérseles todo lo necesario para manejar a estos enfermos con márgenes casi perfectos de seguridad. Protegerlos, es proteger a mucha gente.

No es lo mismo manejar conceptos bioéticos y de derechos humanos en una oficina, tras un escritorio, consignando recomendaciones en una computadora, que manejar órganos y vasos sanguíneos destrozados por un traumatismo, con las manos y antebrazos metidos en un vientre abierto, buscando una lesión en la cara posterior del hígado. Ahí está un peligro real, perenne, al que hasta hoy se ha desdeñado.

EL FANTASMA

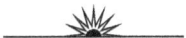

Confundir a un muerto con un vivo, y viceversa, puede derivar en complicaciones inimaginables, e irreversibles. Una cosa así puede suceder porque errar es de humanos. El error puede tener solución cuando la equivocación se detecta a tiempo. En otras palabras, cuando se trata de una confusión pasajera. Pero puede darse el caso de que la equivocación se detecte demasiado tarde, esto es, cuando la familia del vivo ya enterró al muerto y la familia del muerto desconoce al vivo y exige le muestren a su pariente, vivo o muerto.

Me estoy refiriendo a errores que se cometen en hospitales cuando la oficina de trabajo social de los mismos llama a una familia para decirle que Benito Aguirre murió a consecuencia de las graves heridas que presentó por el accidente automovilístico que sufrió en la madrugada, y llama a otra familia para decirle que Benito Aguirre ingresó con un balazo en el vientre, que fue operado, que está bien y que pueden pasar a visitarlo y a recoger sus pertenencias.

Es obvio que me estoy refiriendo a situaciones en las que hay dos Benito Aguirre, y que en cada caso se avisó a la familia equivocada.

Una situación de error, de este tipo, detectada a tiempo, aunque por casualidad, se presentó con dos señores José Silva que ni siquiera, para colmo, eran exactamente iguales, me refiero a los nombres, porque uno era José Silva J. y el otro José J. Silva.

José Silva J. sufrió fractura de una pierna. José J. Silva recibió un impacto de bala en la cabeza cuando un honorable padre de familia, a quien pretendió atracar en su domicilio, repelió la agresión y le disparó a quemarropa. Ambos ingresaron al hospital a la misma hora. Ambos tenían treinta y nueve años. El primero fue operado exitosamente. El segundo falleció.

Esa noche se dio una circunstancia en el hospital, nada infrecuente, que facilitó los errores. En plural, porque fueron dos. La circunstancia fue que los elevadores del hospital estaban descompuestos y que, por ser la madrugada de un domingo, no hubo modo de que fueran arreglados. Por este motivo los camilleros se negaron a subir por las escaleras, cargándolo en camilla hasta el segundo piso, a José Silva J., el de la fractura, una vez que fue operado y lo que hicieron fue dejarlo en un cubículo del servicio de urgencias.

Otros dos camilleros, y aquí ya hablamos del segundo error, debían llevar, del servicio de urgencias a la morgue, a José J. Silva, el del balazo en la cabeza, que acababa de fallecer. Se equivocaron de cubículo, dejaron al muerto donde estaba y llevaron al vivo, que seguía dormido por los efectos de la anestesia, a la *morgue*, que es una sala inhumanamente fría.

Las familias de ambos fueron avisadas.

La esposa de José Silva J. (el operado-vivo) fue enterada de que su esposo estaba en el servicio de urgencias, pero que lo pasarían a piso en cuanto se arreglaran los elevadores. Logró autorización para pasar un momento a verlo. "Es el que está en el cubículo tres", le dijeron. Fue al cubículo tres, corrió la cortina de manta. Vio los cabellos negros, tan familiares, que sobresalían de la sábana. Acudió amorosa a besar la frente de su marido, sintió el frío absoluto de un témpano de hielo y miró la cara desconocida, y horrenda, de un cadáver.

A la concubina de José J. Silva (el muerto de balazo en la cabeza) no le fue mejor. Cuando entró con el licenciado Soberanes, agente del Ministerio Público, a la *morgue* del hospital, sintió frío y luego se llevó tremendo susto cuando el muerto, a quién jamás en su vida había visto, al ser destapado por el licenciado se incorporó tiritando y dijo, sin saber a quién se lo decía: "Chinga tu madre güey, ¿por qué me destapas?"

Tremendo lío, pero que no tuvo mayores consecuencias.

Hay casos en que si las tienen. A principio de la década de los setenta, un hombre que decía llamarse Raúl González P. rondaba por un hospital de urgencias de la Ciudad de México. Parecía un fantasma. Yo nunca había visto un fantasma, pero las imágenes que al respecto me formé desde niño coincidieron en un momento fugaz con el aspecto fantasmagórico de aquél hombre. La primera vez que se me "apareció" me causó enojo porque creí que me estaba tomando el pelo.

-Doctor García Irazoqui—dijo—soy Raúl González P. y le juro a usted que no estoy muerto.

En seguida abrió un porta folios de plástico, muy gastado y abultado, extrajo un documento, se levantó, lo puso en el escritorio frente a mí y dijo:

-Esta es mi acta de defunción.

Miré al sujeto sin voltear a ver la hoja y sentí el impulso de salir a ahorcar a mi secretaria por haber pasado a mi oficina a semejante loco.

-Sé lo que está pensando doctor. No culpe a su secretaria. Si me escucha se convencerá de que no vine a tomarle el pelo ni a quitarle el tiempo. Bety, su secretaria, ya era la secretaria de la dirección cuando yo fallecí . . . eh . . . perdón, cuando me dieron por muerto. Han pasado ya tres años, por eso me confundo y hablo como si en realidad estuviera muerto. Hay ocasiones en que yo mismo creo que no soy, ni estoy, sino que fui y me aparezco. Cuando lo de mi muerte, que no fue mía sino de Raúl González P., mi homónimo, fungía como director de este hospital el doctor Anselmo Manrique. Con él traté sólo en dos ocasiones. Como usted sabrá al doctor Manrique lo asaltaron y mataron el mismo año de mi muerte que fue en el sesenta y siete. Lo sucedió en el cargo el doctor Ramiro Oñate. El doctor Oñate se preocupó mucho por mi caso. Investigó toda la situación y puedo asegurarle que encontró la verdad, pero lamentablemente él iba en el avión que se estrelló ese año en el aeropuerto de Madrid, ¿se acuerda usted? Fue una verdadera desgracia para mí, y . . . claro, para él. A raíz de su muerte se esfumó toda la evidencia y yo fui a dar a un hospital psiquiátrico. El culpable de tal injusticia fue el doctor Javier Velasco, el antecesor de usted, quien jamás me tomó en serio y, cometiendo una injusticia que debe estar pagando se encuentre donde se encuentre, me hizo detener. Perdí un año en ese hospital doctor. Estando internado me enteré del accidente automovilístico en que perdió la vida el doctor Velasco y del nombramiento de usted como director. Me he dedicado a reunir evidencias y aquí me tiene. Vengo a rogarle que me ayude a demostrar que estoy vivo. Ante la ley, me refiero.

Debo reconocer que lo primero que sentí después de escuchar aquello fue pánico. No porque creyera que tenía frente a mí a un fantasma, cosa que unos momentos después, aunque sólo haya sido de manera instantánea, llegué a creer a pie juntillas, sino porque una cosa era cierta: todos los directores del hospital que habían tenido trato con él "fantasma" estaban muertos. Muertes violentas. Eso no era invento de Raúl González P. Era la pura verdad. Llegué a convencerme de que la vida de quien fuera director del Hospital de Urgencias Centro, donde había fallecido Raúl González P. dependía de resolver la incógnita que planteaba el fallecido, o su homónimo.

-Como no quiero hacerle perder inútilmente el tiempo, doctor—continuó—me voy a permitir dejarle un resumen de todo el caso. Usted me dirá cuando quiere que regrese. Bety está al tanto de todo. Si tiene alguna duda ella puede aclarársela.

Dejó sobre el escritorio un folder delgado. En ese momento, seguramente por el temor que se iba apoderando de mí, tuve la impresión de que el tipo era medio transparente. La vivencia fue fugaz. Estaba seguro de haber visto a su través la fotocopiadora, que estaba sobre una mesa situada entre ambos, y que no era posible ver porque el cuerpo de él se interponía entre ella y yo. Y Raúl González P. era un hombre muy corpulento. También me pareció que el sujeto veía con demasiada fuerza, que me veía los nervios ópticos, los huesecillos del oído medio, los pulmones, el cerebro. Nunca nadie me había visto de manera tan poderosa y luego, sobre de estas impresiones que yo juzgaba como macabras, me dijo:

-No tema, doctor. En la muerte de sus colegas directores no tuve nada que ver, ni soy capaz de malas influencias. Si a alguien perjudicó la muerte de los directores fue a mí. A usted, Dios no lo quiera, no le va a pasar nada. No quiero que se me muera ¿Tiene usted hijos, doctor?

Su pregunta, que resonó en mis oídos como si viniera de ultratumba, me estremeció. La carita de mis dos pequeños hijos, sonriéndome, ocupó cada una de las cuencas hundidas del fantasma que tenía enfrente. Empecé a sudar, incluso a temblar. ¡En mala hora había yo aceptado ser director de ese hospital embrujado! Me sobrepuse y estaba a punto de pedir al "fantasma" que fuera justo, que hiciera conmigo lo que quisiera, pero que no tocara a mis hijos, cuando él continuó:

-Supongo que sí tiene hijos, doctor, es usted joven. Yo también tengo hijos y esposa. Soy, como usted, padre de familia.

Sacó una cartera, y de ella unas fotos. Las puso frente a mí y señaló a sus hijos Raúl, Ramón y María Eugenia. Se levantó, rodeó el escritorio, se paró junto a mí, extendió seis pequeñas fotos a colores y lleno de orgullo y con la emoción de cualquier ser vivo y sensitivo exclamó: "Estos son los seis nietos que me han regalado mis hijos".

Me habló de cada uno y dijo sus nombres y edades. El más pequeño, de nombre Ángel, cumplía ese día seis años (como mi hijo Andrés).

Empecé a calmarme. El hombre que tenía a mi lado estaba vivo, como yo, y no estaba loco ni era maléfico. Tenía un problema y mi obligación, y hasta gusto, era ayudarlo.

-Venga usted mañana mismo, señor González—dije levantándome y extendiéndole la mano deseoso de que se fuera y me dejara solo.

Su apretón me entusiasmó. Era un apretón de mano viva, cálida, urgida de comprensión, sudorosa como la mía.

-¡Gracias, doctor García Irazoqui!—exclamó—No sabe cuánto le agradeceremos mi familia y yo su ayuda.

Un día del mes de agosto de 1969 ingresaron al hospital dos individuos que se llamaban igual: Raúl González. Uno, muy grave, atropellado en la vía pública por un enorme autobús que lo dejó irreconocible, falleció un par de horas después de su ingreso. Otro, con un cuadro de deshidratación por enterocolitis aguda, fue internado, tratado exitosamente y dado de alta al día siguiente. Ambos tenían cuarenta años de edad. El atropellado-muerto tenía como segundo apellido Perea. El dado de alta-vivo tenía como segundo apellido Pérez. Ambos fueron identificados por las licencias de manejo que portaban consigo.

Equivocadamente, la familia de Rafael González Pérez, el dado de alta vivo, fue notificada de su fallecimiento a consecuencia de las lesiones serias que le produjo un autobús que se subió a la banqueta. Cuando los familiares acudieron al hospital se les entregaron las pertenencias de Rafael González Pérez, pero el cuerpo, autopsiado y de cara irreconocible, de Rafael González Perea. El acta médica que se elabora luego de una autopsia, llevaba el nombre equivocado, el del operado-vivo; y contenía, por supuesto, todos los datos personales y familiares correspondientes a éste.

La primera equivocación tenía que seguirse necesariamente de una segunda: la familia de Rafael González Perea, el atropellado-muerto, fue notificada de que su familiar había sido dado de alta, que estaba bien y que podían pasar a buscarlo.

Cuando la concubina de Rafael González Perea, acompañada de un hermano, vio a Rafael González Pérez, dijo que ella no conocía a ese señor. Fue hasta entonces cuando se detectó el error.

Los familiares de Rafael González Pérez fueron avisados de la "lamentable confusión" cuando regresaban de enterrar a Rafael González Perea.

Las consecuencias de tan lamentable suceso se convirtieron en un nudo que nadie había podido desatar. Que siguió atado hasta el año 1975.

Pero regresemos a 1969. La familia de Rafael González Pérez fue gratamente sacudida por la noticia de que su familiar vivía, pero una vez repuestos de la sorpresa reclamaron a la familia de Rafael González Perea, el verdadero muerto, el reembolso de los gastos hechos por inhumación.

Rafael González Perea no era muy querido por sus familiares. Se trataba de un sujeto alcohólico, irresponsable y golpeador de su pareja, a la que solía abandonar hasta por dos o tres meses. La familia se negó a pagar un centavo. Adujo que no había visto el cuerpo y que no podía estar segura de que se trataba de su familiar. Un juez les dio la razón, puesto que el acta médica de defunción correspondía a un tal Rafael González Pérez. La exhumación no se realizó porque la familia de González Perea adujo que si la cara del atropellado estaba tan irreconocible que la familia de González Pérez no pudo identificarla, ellos tampoco podrían y que, por otro lado, su familiar no tenía ninguna marca personal que lo distinguiera.

Así las cosas, Rafael González Perea fue considerado como desaparecido y se reiteró la muerte formal de Rafael González Pérez. Esa era la historia.

Un abogado recomendó al vivo-declarado-muerto esperar un tiempo para después tramitar la nulidad de su deceso accidental. Habían pasado tres años y el pobre hombre, como ya quedó asentado, seguía intentando ser contado entre los vivos.

No hubo modo de *desfacer* el entuerto. Autoridades del registro civil le recomendaron que dejara las cosas como estaban, que hasta le convenía. Que no tendría que pagar impuestos, que nunca podrían juzgarlo por nada, que hasta podía, si quería, matar a su esposa.

Las cosas fueron complicándose, porque a la esposa le llegó, y cobró, un seguro nada despreciable por la muerte accidental de su cónyuge y empezó a recibir, del seguro social, una modesta pensión por viudez. Raúl González Pérez perdió cualquier derecho a atención médica en dicha Institución, y desde luego su trabajo. Desde entonces se quedó sin credenciales, licencia de manejo y pasaporte. El único documento válido que poseía era su acta de defunción.

No pude ayudarlo. Los documentos que pensé podían serle de utilidad ya los él tenía desde hacía años:

a) constancia de que ingresaron al hospital el mismo día, mes, año y casi a la misma hora, dos pacientes masculinos de cuarenta años, de talla y estatura muy similares, y de nombre, primer apellido y primeras cuatro letras del segundo apellido idénticos.

b) constancia del error cometido por la oficina de trabajo social del hospital, al notificar de manera cruzada a las familias.

c) constancia de que "el portador de la presente", al que reconocían sus familiares, fue dado de alta del hospital, en tal fecha. Vivo.

Nadie dudaba de que se trató de una confusión, pero el problema burocrático fundamental estribaba en que uno de los dos Rafael González tenía, por ley, que estar muerto y el otro vivo. "En otras palabras (dijo un inteligentísimo secretario de juzgado), no puede estar muerto y a la vez vivo el mismo Rafael González P".

-Si usted es el vivo—preguntó a Raúl González Pérez—¿dónde está el muerto?

-Enterrado—respondió Rafael González Pérez.

-¿Entonces usted es Rafael González Perea?

-No, yo soy Rafael González Pérez.

-Por lo tanto está usted muerto mi estimado, porque Rafael González Pérez está sepultado.

El enredo se solucionó en el año 1975, cuando Rafael González Pérez, que sobrevivió seis años a su propia muerte, murió por segunda vez. Y definitiva. Tuvieron que enterrarlo, subrepticiamente, en la huertita que un compadre suyo tiene cerca de Xochimilco.

Rafael González Pérez es la única persona que conozco que estuvo muerta y viva. Un tipo muy interesante. Su esposa cobraba pensión de viudez y al mismo tiempo hacía con él el amor. Murió atropellado.

POR EL CENTRO DE UN CARACOL

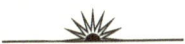

Son la nueve. De la mañana o de la noche, según las manecillas de un reloj que cuelga de una pared frente a mí. Escucho voces, veo apenas algunas cabezas, y si se aproximan distingo cuellos, hombros, pechos o espaldas. Mi olfato percibe una peculiar combinación de olores: alcohol, orines, excremento, yodo, diferentes perfumes o desodorantes y sudor humano.

Se escuchan quejidos, pedos y sonidos de bip-bip por todas partes. No sé a ciencia cierta dónde estoy. Fui al baile de fin de curso con mi hijo Gustavo, luego estuve en lo que supongo era una sala de operaciones.

Buenos muchachos los de la escuela preparatoria; inquietos y difíciles, pero con fibra para salir adelante y mejorar las circunstancias que los agobian o, para decirlo de otro modo, para luchar por un futuro prometedor.

Ya se sabe cómo son las fiestas de los jóvenes. Hay música viva tocada por ellos, entusiasmo, enjundia. No falta el sexo, el alcohol, las drogas. Son impetuosos, hasta irreflexivos. Cuando se disgustan salen a relucir las armas y las usan, ¡vaya que si lo hacen!, que me lo pregunten a mí, y cuando son de fuego, los proyectiles no dan siempre en el blanco buscado.

No perdí el conocimiento, aunque alguien dijo que estaba en estado de coma. Otra voz dijo que moribundo y sin remedio. No lo creo. Ni siquiera dejé de mirar, oír, oler, sentir. Me subieron a una ambulancia. Sé que llovía fuerte. El ruido de la sirena y la velocidad me inquietaban. Luego me recuerdo bajo una lámpara redonda de ocho luces que caen sin concentrarse en algún sitio; por eso no lastiman la vista ni hacen sombra cuando se les interponen objetos: cabezas y manos de cirujanos por ejemplo.

Un hombre chaparro, barbón, cejijunto, con la cara medio oculta y un gorro de trapo en la cabeza, me inyectó algo en la vena de un brazo y dejé de ver; en seguida todo se llenó de zumbidos armónicos, de luces negras, blancas, rojas, separadas, revueltas, girando, y me fui para abajo por el centro de un caracol.

Ahora estoy acostado boca arriba, no sé si es el mismo día o es otro y no puedo moverme. Escucho todo con claridad. Los sonidos me llegan amplificados, terminados en resonancia, como si se alargaran las últimas sílabas.

Distingo algo que es blanco donde se inicia mi campo visual. Debe de ser una venda apretada alrededor de mi cabeza. Arriba, casi en el centro del techo, hay una rejilla de ventilación color gris y a su derecha una mancha obscura, de bordes sucios, que parece un caballito de mar. Me pregunto si otros también lo vieron y no sé a qué viene esta pregunta. Es como si percibiera otras presencias que me comunican algo; como yo, ahora, que dejo dicho al que siga de mí en este lugar, que sí miré el caballito de mar y que estuve en este espacio y otro tiempo.

Se acerca un joven que tiene cortado el cuello. De la cortada le sale un tubo curvo de plata por el que burbujea una mucosidad espesa, amarillo verdosa. El tipo es transparente. Me dice que falleció hace un par de horas y que en el cubículo cero seis, o sea en el que estoy, internan a los heridos de la cabeza porque les tienen que dar respiración asistida. El mismo estuvo aquí por equivocación, pero luego lo pasaron al cubículo cero cinco. Lo que tengo conectado al tubo que me sale por la boca es un respirador automático. Me lo desconectarán, dice, cuando lo rechace o cuando me muera que es lo más probable.

Añade que los médicos se dan cuenta cuando un enfermo rechaza el respirador, porque lo expulsa. Se refiere al tubo y asegura que eso es buen signo. Él lo rechazó apenas conectado, por eso lo cambiaron al cubículo cero cinco; dice que sí vio el caballito de mar y que después se detuvo su bip-bip, lo que les extrañó a los médicos porque no lo consideraban muy grave a pesar de su contusión profunda de abdomen.

Exactamente donde está este muchacho, y sin percatarse de su presencia porque ocupa el mismo espacio que él, viene a pararse una enfermera. Es de aspecto simpático, me mira atenta, siento que preocupada, lo que deja suponer que se trata de una persona responsable. Busca mi pulso y al mismo tiempo observa algo por encima de mi cabeza. Es así como caigo en la cuenta de que se escucha un bip-bip muy próximo que corresponde de seguro a los latidos de mi corazón. En otras palabras: estoy siendo monitoreado.

Digo: "¡hola!", a la enfermera, pero ella como si nada. Luego se retira.

Me llegan con claridad partes de conversación o frases sueltas: *"que le rasuren el muslo hasta la ingle al del cubículo cero uno porque lo voy a amputar"; "cada día te pones más buena Leonorcita; "mañana pagan el aguinaldo"; "ya se le dilató la pupila al de la cero dos; "avisen al Ministerio Público que ya falleció el que llegó en calidad de detenido".* Cosas así. Repiten mucho que ya no hay sangre y que las químicas del laboratorio no hacen caso.

El amigo de la cortada en el cuello me dice que ojalá y me muera en el instante en que se pare mi bip-bip, porque de otro modo se me va a venir el mundo encima y voy a saber lo que es bueno, que lo de menos, dice, son las fracturas de costillas. No hace ni dos horas un viejito, que estaba donde estoy, tuvo paro cardiaco y de tanto masajearlo le partieron en dos el esternón y le hicieron estallar un pulmón que dizque tenía enfisematoso. Él se señala un gran moretón por abajo del sobaco que corresponde a unas cinco costillas rotas y se encoge de hombros como dando a entender que de cualquier manera ya no tiene importancia.

Se retira para tratar de averiguar si su hermana firmó o no lo de la donación de sus ojos, pero dice que regresará antes de irse pues a lo mejor nos vamos juntos. ¿A dónde?, pienso. Pregunta si se me ofrece algo, respondo que sólo moverme y contesta que calma, que no me desespere, que todo a su tiempo, que mire cómo él va y viene. También se va porque el que estuvo en el cubículo cero cuatro debe estar desorientado y lo quiere auxiliar como lo auxilió a él el del cubículo cero seis que murió un poco antes que el viejito quien, por cierto, se fue sin avisar. Dice que todos acá somos buenas personas. No recuerdo exactamente sus palabras y eso que las acaba de decir. Será que si me acuerdo pero no me agrada lo que dijo. A ratos me entra la sensación de estar muerto, lo cual es una tontería porque no se puede tener la sensación de algo que nunca se ha sentido.

Me parece estar aquí y no estar. No estoy en relación con los demás, y punto. Ahora mismo veo a un médico que me observa. Le grito y no se inmuta, se limita a subirme el párpado superior y a bajarme el inferior. La cosa resulta molesta, se me enfría el globo ocular y me lastima el párpado con lo que supongo es una uña que tiene mal cortada. Apunta a mi ojo con una lámpara, la enciende, la apaga, junta rápido los párpados, los vuelve a abrir y lanza el haz luminoso. Mueve negativamente la cabeza y se retira.

Lo llamo a gritos y nada, no me escucha. Ni siquiera abro la boca durante mis gritos. No me comunico con éstos como lo hago con el amigo de la cortada en el cuello. Vegeto, estoy aislado, pero me llegan bien las imágenes, sonidos, colores y sensaciones. Siento la sábana sobre mi cuerpo y cómo se apoya en la garganta el tubo que sale de mi boca. Me doy cuenta que penetra el aire hasta los pulmones, oigo el ruido del aparato que lo impulsa y me muevo con el vaivén del tórax que se expande o retrae. También tengo la certeza de estar relajado y de que eso favorece el trabajo de la máquina que me mantiene vivo.

Se acerca la enfermera y aplica, la veo caer, una sustancia gelatinosa en mis ojos. La pomada me refresca, miro todo turbio y luego nada porque los dedos juntan mis párpados. Mientras se alejan los pasos, los párpados se retraen con lentitud y percibo una luz: la del tubo neón que se concentra en el gel transparente. Supongo que esto durará poco porque el calor del ojo habrá de derretir la sustancia, de hecho ya lo está haciendo y por lo mismo se reafirma mi seguridad de no estar frío.

Se aproximan dos, los veo ondulados, como en zigzag. Son varones y visten de blanco. Uno de ellos dice que soy el caso ideal para trasplante de corazón y el otro, al parecer con más jerarquía, responde, autoritario y enérgico, que entonces a qué carajos esperan. Se alejan.

Estoy seguro de que el muchacho de la preparatoria disparó una sola vez y creo, sin poder asegurarlo porque estas cosas suceden más rápido de lo que uno piensa, que el impacto lo recibí en la cabeza. No entiendo pues lo del trasplante; sólo que ese tipo de lesiones dañen de alguna manera el corazón, o que luego del de la cabeza me hayan acertado otro balazo en el pecho.

El de la voz autoritaria y enérgica pregunta que si hay familiares del paciente cero seis y otra voz responde que afuera está su esposa, pero que ya hablaron con ella y no aceptó, que no acepta por nada del mundo. La voz autoritaria ordena que la hagan pasar para que se le explique todo sin rodeos, entienda y autorice. Que si no, que qué pinche desperdicio.

No sé qué pensar, la verdad.

Regresa mi amigo que murió ayer y me aclara la situación sin que lo haya puesto al tanto. Que no me van a trasplantar nada, dice, porque el corazón lo tengo perfecto, que por eso mismo me lo van a sacar para trasplantarlo en el pecho de Joaquín; señala al del cubículo cero dos, un jovencito amable y resignado, que no ve la suya desde que nació porque no le funciona bien una sola válvula del corazón. Me entran ganas de decir que eso a mí qué, pero mi amigo no para de hablar; opina que una donación es altruista y que dadas las circunstancias es lo mejor que podía sucederme; donar es, me dice, permanecer. Para apoyar sus palabras agrega que su hermana sí firmó para que le saquen a él los ojos y que se va un rato por ese motivo, pero que regresa. Ojalá que tu esposa firme, agrega. Ya anda por ahí muy mortificada.

Escucho un llanto entre forzado y contenido y sé que es Adela. Ella es de llanto fácil, pero que no tiene relación alguna con sufrimiento, dolor o tristeza. Cuando ella está triste se encierra, si algo le duele grita o se retuerce y cuando sufre se exalta y agrede. Adela llora cuando tiene miedo o no sabe qué hacer. Es el caso en este momento. Se está ahogando en un vaso de agua, porque lo que más trabajo le cuesta es decidir entre una cosa y otra. Para ella lo ideal es que no haya opciones, las alternativas la aniquilan.

Unos dedos me caen encima por sorpresa, cierran mis ojos y enseguida los abren. La luz me deslumbra, la voz me desagrada: *las pupilas están completamente dilatadas, señora, es decir abiertas y ya no reaccionan, vea usted.* Pasan los dedos como sombras y de nueva cuenta el haz luminoso concentrado en un ojo. *¿Se fijó?, no se mueven.*

Desde mi posición Adela se ve más gorda y no es que lo esté . . . quiero decir . . . por supuesto que está gorda, siempre lo ha estado, pero no está más gorda que antes, por lo menos no más que ayer cuando cenábamos, suponiendo que haya sido ayer. Anoche, o esa noche, antes de irme con Gustavo al baile de la preparatoria, de metiche lo reconozco porque la fiesta era de jóvenes y yo no tenía a qué ir aunque sea o haya sido el director de ese plantel, comimos entre Adela y yo unas ocho empanadas de atún, yo dos, ella seis, pero ni así pudo engordar más. Lo que pasa es que la luz neón la avejenta y la hace aparecer más voluminosa, por eso la rehúye; además tiene mucho que ver la posición desde la cual la observo y el gel que se derrite y amplifica. A un lado de Adela distingo a Rufino, mi cuñado; buen hombre y la mejor pareja que conozco para jugar al dominó. La visión cambia a una nariz enorme y dos ojos muy próximos; la voz ronca de quien tengo casi pegado a mi cara, es muy desagradable: *no hay respuesta pupilar señora, está muerto.*

Adela llora con más énfasis y volumen, dice a Rufino que ahora sí me les fui y veo cómo se me precipita toda su masa.

El de la voz ronca la detiene y le dice que lo entienda bien, que quiso decir: muerte cerebral. Adela alcanzó, en su impulso, a ponerme las manos encima y exclama que me siente caliente, que mi temperatura no es de difunto. El médico aclara que estoy muerto en vida, que por favor se calme y lo acepte. Rufino, prudente como siempre, tranquilo, pide al médico que se explique mejor y luego les aclare lo que procede.

Hacia la derecha se mueve algo blanco, enseguida unos dedos rosados se posan en mi frente. *En estos casos*—habla el médico—*una vez diagnosticada la muerte cerebral por procedimientos clínicos, debemos corroborarla mediante pruebas eléctricas.*

Por sus expresiones, sé que Adela no entendió y que Rufino apenas captó la idea. El médico prosigue: *si el registro de la onda cerebral es plano, entonces procede desconectar al paciente.* Me da dos cachetaditas y agrega que: *no hay la menor duda porque en mí ya hicieron todo eso del control eléctrico.*

Aquí pueden ustedes ver el trazo electroencefalográfico. Extiende frente a los atribulados Adela y Rufino pliegos de papel especial que muestra renglones interminables de líneas perfectamente horizontales. *Nadie puede dudar que esto está liso, plano,* y al decirlo señala los papeles y mi cabeza. *No debía mirarse así, sino con variaciones continuas de voltaje. Su marido, lo lamento mucho señora, está eléctricamente muerto.*

Adela es ignorante y está en este momento llena de miedo, nerviosa. Pregunta que si estoy conectado a la corriente eléctrica o a qué. El médico sonríe comprensivo, no pienso que burlón. *No señora, mire,* coge el tubo que sale por mi boca, lo sacude provocándome una sensación de desgarramiento interno que no le deseo a nadie y dice: *¡a esto!, está conectado a este tubo y el tubo a este aparato que le mete aire a los pulmones, por eso sigue latiendo su corazón.* Suelta el tubo y siento una especie de puñetazo entre los bronquios.

Adela, pobrecilla, alcanzó a captar algo y pregunta que si se me pararía el corazón en caso de que me quitaran el tubo. *Exactamente señora, lo mantenemos artificialmente vivo porque queremos que su corazón continúe latiendo hasta trasplantarlo al joven de aquella cama,* señala a Joaquín, *quien está al revés que su marido, con cerebro sano y corazón inservible. Ese joven y nosotros esperamos desde hace tiempo un paciente "ad hoc" . . . eh . . . quiero decir un lesionado con corazón sano y cerebro muerto como es el lamentable caso de su esposo.* Agrega que les caí del cielo y que no lo malinterpreten. *Por eso pedimos su autorización señora. Esperamos su respuesta y no olvide que la vida de un jovencito depende de su criterio.*

-¡Ay diosito!—exclama Adela—¿Y ahora que hacemos Rufino?

Tres médicos la miran y esperan su decisión. Joaquín atisba desde el cubículo cero dos.

De mi interior llegan ciertos ruidos, salen y miro a mi amigo ya sin ojos. Sus cuencas vacías ni me repugnan ni sorprenden. Lo acompaña un sujeto, también transparente, que tiene vendada la cabeza y abierto el pecho. En el lugar del corazón hay un hueco.

¡Hola!, dice mi amigo. Aquí estamos. Este es el que te decía. Ayer estaba aquí donde estás tú, fue el que ingreso antes que el viejito. Después de morir le sacaron el corazón y los riñones. Voltéate. Atrás se le miran tamaños agujerotes.

El del cubículo cero cuatro, continúa, ya se fue porque no tenía nada que donar, igual que el viejito. Era muy joven, pero lo aplastó un camión y le rompió todo. A los desconocidos como él—señala a su compañero—les sacan todos los órganos útiles. ¿Desconocido?, pregunto. O sea sin familiares. No le sacaron los ojos porque es soldador y tiene muy dañadas las retinas, pero sus riñones son de primera. Uno se lo están trasplantando a una mujer internada en el Seguro Social y el otro lo mandaron a Guanajuato en una caja con hielo para que se lo implanten a una jovencita.

¡Quién me iba a decir—habla el joven soldador—que yo, que fui hombre, le iba a filtrar la orina a dos mujeres! ¿No le parece chistoso?

Con cierta esperanza pregunto que si el corazón que le sacaron se lo van a trasplantar a Joaquín, pero el amigo de la cortada en el cuello dice que no, que él—señala al soldador—es de sangre universal erre ache positivo y que Joaquín y yo somos be erre ache negativo. Que la coincidencia es perfecta y rarísima.

¿Tú también eres desconocido?—me pregunta el soldador. Respondo que por ahí anda mi familia. Tus órganos deben ser muy codiciados porque te ves muy sano, dice. Todo lo que tienes es ese agujerote. Señala mi cabeza. Si no fuera por eso estarías en este momento corriendo o algo así. Pienso, luego de mirar el reloj, colgado en la pared frente a mí, que estaría conduciendo mi vochito por la calzada Ignacio Zaragoza, rumbo a la escuela preparatoria. ¿Fumabas? No. ¿Tomabas? No. ¿Estabas enfermo de algo? De nada. ¡Caray, qué padre!, dona tus órganos. No puedo donar nada, respondo, la que tiene que decir sí o no es mi esposa. ¿Y ella qué dice? Escúchala.

No, perdónenme pero no puedo decidirlo así como así. Esto no es tan fácil. ¿Por qué yo? ¿Por qué me tiene que tocar esto a mí? No me correteen. José siempre fue muy cristiano, es muy cristiano mejor dicho. ¡Cuándo me iba a pasar por la cabeza una cosa semejante! No sé qué digan mis hijos. Para ustedes la cosa es muy sencilla, pero ya los quisiera ver en las mismas o parecidas. Nosotros queremos enterrarlo completo y que le digan su misa de cuerpo presente, con corazón y todo, de pe a pa. Tampoco quiero dar un no definitivo. No quisiera que se nos tomara por díscolos o inhumanos, pobre jovencito, me pongo en el lugar de su mamá pero . . . ¡Ay Pepe cómo te fue a pasar esto!

Piénselo, señora, dice el de la voz autoritaria, platíquelo con sus hijos y le repetimos que la iglesia católica no se opone a los trasplantes. Todos somos hijos de Dios. Si lo que a uno ya no le sirve puede ser la salvación de otro, ¿dónde está el pecado? Por el contrario, se trata de un acto cristiano.

Ella no va a aceptar dice mi amigo. Mi hermana se montó en su macho de que no y que cómo iba yo a descansar en paz y a gusto sin mis ojos. Fue mi cuñado el que la obligó a firmar.

Rufino pregunta que si pueden pasar mis hijos Gustavo y Georgina. El médico dice que por supuesto, y Rufino va a buscarlos. Adela se inclina sobre mí. Ilumíname Pepe. ¿Les damos o no tu corazón? Mira nomás qué decisión tan terrible me vino a tocar. Hasta en eso la habías de tener más fácil que yo . . . quiero decir que si pudieras ayudarme pero ¿cómo? No me lo tomes a mal pero hubiera sido mil veces mejor y más cómodo para todos que te hubieras . . . ¡ay qué bárbara soy! Santa Madre de Dios ruega por él.

Llegan Gina y Tavo. Miren hijos a su padre. Cómo demonios vamos a creer que está muerto si tiene calor, tóquenlo.

Los tres me tocan cachetes y frente. Que dizque ya no se le encoge la pupila y tiene plana la cosa esa de la cabeza. ¿Y eso a mí qué? Luego éstos se equivocan; cuántas veces lo hemos visto. ¿No a Manuelita le acababan de decir en un hospital que se iba morir de una cosa y enseguida se murió de otra? A nosotros qué nos importa que tenga plana la cabeza si lo estamos viendo cómo se debate entre la vida y la muerte, luego todavía no muere. Yo jamás había oído decir que uno se pudiera morir por falta de electricidad, ¿Tú lo has oído Tavito? Le laten los pulsos y el corazón, por eso es tan importante. ¿Entienden? Si ya estuviera muerto ni quien lo tomara en cuenta, pero como lo pueden utilizar como refacción nos hacen pasar este trago amargo. ¿Ustedes qué dicen?

¿Qué pasa si decimos que no?—pregunta Tavo.

Lo desconectan hijo. Lo mantienen vivo para sacarle el corazón.

¿No nos pueden obligar?

No, ya lo hubieran hecho, por eso andan tan solícitos.

Adela responde con aires de estar muy enterada y en cierta forma lo está. No cualquiera tiene experiencia en estas cosas y ella, como quiera que sea, ya lleva aquí poco más de ocho horas.

¿Y? ¿Y qué? Qué pasa si lo desconectan, madre. Se le para el corazón y ya hijo, de por sí cerebro no tiene, dicen.

¿Y si lo desconectaran y no muriera?

Eso es lo que digo, que a lo mejor Dios nos hace el milagro. Ya le ofrecí que vamos a ir a San Juan de los Lagos a llevarle una cabecita de plata al Sagrado Corazón. Cómo creen éstos que yo lo vaya a sentenciar. ¿Quién soy para quitarle el corazón al padre de mis hijos? Dile a tu tío Rufino que lo mejor es que venga el doctor Ferrer para que les discuta o para que nos llevemos a tu papá a otra parte, y procura que no te oiga nadie. Si aquí ya no pueden hacer nada lo llevamos a donde sea, a un médico particular o incluso a Catemaco. Estos lo que quieren es salir en la televisión. Le quitan el corazón a uno, se lo ponen a otro y vienen los de la tele y a fin de cuentas el jovencito con corazón nuevo se les va a morir. ¿Por qué le ha de regalar tu padre el corazón a ese jovencito?

¡Ay, mamá!—exclama Georgina.

¿Ay qué?

Cómo que qué, mamá, no digas eso y habla más bajito.

Lo recontra digo. ¿Por qué no le da el jovencito a tu padre su cerebro?

Mamacita no te pongas en ese plan. Ya estás intransigente. Nosotros no podemos decidir eso. Ellos ya decidieron quién le dona a quién.

¿Entonces prefieres al jovencito que a tu padre?

Mamacita, velo al pobrecito.

¿Al jovencito?

No mamá a mi papá, parece de cera, cómo vas pues a creer . . .

Pues yo no firmo nada hasta que venga el doctor Ferrer y él decida.

Adela siempre ha sido lenta para entender y es inculta. No es ni mala ni envidiosa, es ignorante. Ella es mujer de su casa, mula para el trabajo, pero es de poco leer y nunca ha mostrado interés por aprender acerca de adelantos, avances, descubrimientos. No le importan ni las noticias. ¿Cómo esperar que entienda esto que es tan complejo? Yo ya lo capté porque estoy involucrado, pero para Adela este problema es un embrollo. ¿A quién se le ocurre que le puedan quitar el cerebro a uno y ponérselo a otro? Como ella escucha, y eso apenas aquí y hoy, que se les puede cambiar el corazón a las personas, deduce que se puede hacer lo mismo con los cerebros y en cierto sentido tiene su lógica, pero la ciencia no ha llegado tan lejos.

No es lo mismo un corazón que recibe sangre y la impulsa, es decir una bomba, compleja pero bomba, que un cerebro. El cerebro debe ser complejísimo. Ordena movimientos, percibe sensaciones, en el reside la razón, la consciencia, los recuerdos, las decisiones. Envía y recibe información, la almacena y luego la evoca u olvida. Cada quien sabe quién es y cuáles son sus orígenes, por su cerebro.

¿Qué haría yo con el cerebro de un jovencito de diecisiete años? ¿De qué me acordaría, de los asuntos de él o de los míos? Dios sabe por qué hace las cosas. Sería un infierno vivir con cerebro ajeno. Esto es algo que deberá tomar en cuenta la ciencia, la tecnología avanzadísima que habrá de llegar, para decidir si se trasplantan o no cerebros en un futuro lejano. ¿Qué pasaría, por ejemplo, si se le trasplantara el cerebro de un joven físico culturista, levantador de pesas, a una maestra de literatura? O viceversa.

Llegó el doctor Ferrer. Los médicos no sólo dieron su anuencia para que pasara a revisarme, sino que vienen con él hasta el cubículo y lo ponen al tanto de todo. Lo tratan con consideración y respeto. Se trata de un médico viejo y sabio que nos atiende desde hace muchos años. No es especialista ni trabaja en hospitales, es médico general pero sabe lo suyo, cura y da confianza y consuelo. Haremos lo que él diga y punto. Bueno, Adela tomará en cuenta lo que decida el doctor Ferrer. Yo no tengo vela en este entierro.

Ferrer me observa. En su rostro no se vislumbra el menor gesto de congoja o pesar. No es que yo quiera que él llore y menos aquí delante de tanta gente, pero nos conocemos desde hace veinte años y nos une un afecto muy sincero. En fin, los médicos se van haciendo duros, tal vez insensibles. Aquí dicen cada cosa, que sólo porque las escuché lo creo. Cuentan chistes y se carcajean mientras le meten a alguno un dedo enguantado en el recto o le inflan a otro un globo en la vejiga. El que trató de convencer a Adela de que donara mi corazón, es decir que me destazaran como si se tratara de cualquier sacrificio humano, comentó enseguida con otro colega que la barbacoa de la preposada no fue buena porque no se coció bien el borrego, y en seguida, como si nada, saltó sobre el pobre paciente del cubículo cero tres al que se le paró el bip-bip y le dio masaje cardiaco durante diez minutos, tiempo durante el cual le fracturó dos costillas mientras discutía sobre los pronósticos deportivos para el fin de semana.

Ni modo, y también ni modo que los médicos lloren por los que no tenemos remedio. Se volverían locos. Aquí se mueren muchos, casi todos dice el amigo sin ojos, porque se trata de una unidad de cuidados intensivos, donde sólo internan a los muy graves que tengan posibilidad de salvarse. Los desahuciados son enviados a una sala normal a morirse y en una de ésas estaría yo si no fuera por lo sano de mi corazón.

Tampoco Joaquín puede quejarse. A estas alturas ya sabrá que tuvo la fortuna de que le metieron un balazo en la cabeza, aunque haya sido por equivocación, a uno con sangre idéntica a la suya y corazón de toro. Estará rogándole a Dios que acabe de morirme, o mejor dicho que no me muera para que no se eche a perder la víscera y me la puedan quitar en vida, o en caliente digamos.

Por lo que debe rogar es porque la mujer gorda vestida de negro que lo observa, Adela que ya anda de luto, done lo que tiene que donar. En las manos de ella está todo, así de interesante es la vida. La mujer conquista al hombre porque le roba el corazón, así se dice, y en cierta forma así es. Pues bien, quién le iba a decir a Adela que algún día, hoy supongo, dispondría totalmente del mío. Un "sí" suyo, hizo que mi corazón latiera hace muchos años más rápido. Un "no" en los próximos minutos hará que se detenga de inmediato, un nuevo "sí" hará que ese mismo corazón lata hoy mismo en el pecho de otro y quien quita y siga latiendo por ella.

¿Qué haría el jovencito si así fuera? Recibes mi corazón hermano, pero con él mis afectos, mis emociones. En cuanto empiece a latir en tu pecho arderás de amor por Adela. ¿Qué dices? Tómalo o déjalo. Mírala. No soy yo quien deba aconsejarte al respecto. Adela es buena mujer y ni te creas que la amo tanto, aunque la aprecio. Además no es así la cosa en los trasplantes de corazón. ¿O sí? ¿Será que todos los fracasos al respecto se deben a rechazo por los afectos que se imponen al receptor? Eso podría explicar por qué se rechazan menos los riñones y las córneas. Quién sabe.

Nadie sabe mucho del tema y tampoco nadie ha entrevistado a receptores de órganos para formularles ciertas preguntas.

Señor Fulano, usted lleva en la parte anterior del tórax el corazón de la señorita zutana que se aventó al vacío, desde un tercer piso, por sentirse sola, incomunicada de todos los demás seres, según dejó escrito. ¿Siente usted algo que le hable de ella? ¿Se siente usted extraño, solo y triste?

O bien:

Señora mengana, a usted le trasplantaron el corazón del joven perengano. Suponemos que no ignora que ese chico era drogadicto y alcohólico. ¿Nos puede decir si entiende o siente las penurias que orillaron a un quinceañero a volarse la cabeza con un revólver trescientos cincuenta y siete mágnum? Lo preguntamos porque usted lleva en su seno una parte importantísima de él.

Nadie pregunta tales cosas a los trasplantados y a lo mejor ellos conllevan, junto con la fuerza circulatoria que los hizo renacer, una pesadilla inesperada que los inclina a la muerte.

¿Por qué sentiré esto que antes jamás imaginé?, puede preguntarse alguna trasplantada.

¡Ah!, es que Merengano, el suicida que fue aprovechado como donador para usted, tuvo una infancia carente de afecto, amor, compañía y a los doce años fue a dar con unos que lo metieron a la yerba, al polvo, a Sodoma y así se le fue amargando el alma, el corazón. ¡El corazón!, ése que ahora la irriga y que lleva usted para todas partes. Pero no piense en esas cosas, la vamos a auxiliar con un tratamiento psiquiátrico anti rechazo. ¡Qué terapia inmunodepresora ni que nada!, esto no es cuestión de tejidos incompatibles, sino de sentimientos hostiles que no le pertenecen. Usted no rechaza al órgano, sino a los pesares que alberga. Y cómo no los va a rechazar si usted tuvo una infancia de lo más feliz. ¿Feliz? Bueno . . . no crea que ignoramos su desgracia. Decimos feliz porque la rodearon de cariño y cuidados, aunque sabemos que fue infeliz porque su corazón tan descompuesto le dio guerra desde niña. Siempre sentada, sin poder jugar, casi sin moverse porque se le venía el jadeo, amoratamiento, la tortura de la asfixia.

Cada quién, lo sabemos, sufre lo suyo. Sólo que ese joven venido a menos pudo regalarle a usted su corazón, pero lo contrario no es ni sensato pensarlo, ¿verdad? ¿Se imagina lo que dirían todos si usted hubiera querido donarle a él el afecto que le sobraba? La tacharían de loca. Pero fíjese que, bien pensado, eso parece más fácil que lo otro. Sólo Dios sabe.

El doctor Ferrer ya terminó. Adela habla con él, con mis hijos y con Rufino. Decídete mujer. Regala mi corazón. Es un órgano sano por donde se le mire. No le llevará a Joaquín algo que lo amargue o preocupe. No he sido feliz ni desdichado. No he amado ni odiado, no he triunfado ni fracasado. En ese sentido mi corazón es virgen y será Joaquín el que le meta dichas o desgracias. Mi corazón puede traerlo latiendo cualquiera. Es estándar, universal.

Por tu parte amiguito, acéptalo. Lo que van a implantarte es un miocardio fuerte y cumplidor, uno que latirá todavía muchos años, eso espero, sesenta y tantas veces por minuto.

Se acerca el médico con un papel y Adela firma. El amigo de la cortada en el cuello sonríe y me aprieta una mano. Adela y mis hijos me besan la frente, me echan la última mirada y se retiran. Ninguno de los tres contesta mi sonrisa que siento optimista y confiada, lo que indica que no la percibieron.

Lo último que deja Adela por aquí es un sollozo. Siempre ha sido así, melodramática. Esta noche, en el velorio, se sentirá importante contando todos los detalles y hablará del caso hasta su muerte. Que esa satisfacción le quede, lo merece.

Después de todo no me fue mal. A uno no lo matan todos los días y cuando lo matan todo sucede tan rápido que no da tiempo ni para darse cuenta. A mí me mataron y me dejaron vivo, eso lo pueden decir muy pocos. He sido testigo de mis últimas horas y han sido bastantes.

Ya estamos en el quirófano.

A Joaquín lo noté muy demacrado cuando nos pasaron a las camillas, pero ahora está francamente amoratado. Le aletean mucho las narices y jala aire con suma dificultad.

El amigo transparente dice que se perdió mucho tiempo en trámites y discutideras, pero que no es culpa mía. Se para el bip-bip de Joaquín y todo mundo le salta encima.

Quedo bajo la lámpara de once luces y poco a poco entra en foco la cara medio oculta del hombre chaparro y barbón, cejijunto, con gorro de trapo en la cabeza. El amigo fantasmal, con la cortada en el cuello, no está por ninguna parte.

Siento que regreso desde abajo, junto con zumbidos armónicos y luces, por el centro del caracol.

EL CHANTAJE

(a modo de colofón)

El Director General de los Servicios Médicos del Departamento del Distrito Federal terminó de relatar los hechos. Él y el médico que lo escuchaba estaban sentados a la mesa de un bar. Habían bebido varias cubas. Eran las once de la noche de un miércoles. Iniciaba la década de los ochenta.

-¿Cuál fue su decisión?—preguntó, muy serio, el doctor Manuel Alvarado.

El Director General cogió su vaso, lo agitó, y apuró el contenido. Sus ojos estaban llenos de lágrimas.

-Cedí—respondió escuetamente.

-¡¿Por qué?!

-Nos iba a hacer mucho daño. Es un hombre malo.

-¡No!, nada de lo que iba a presentar en la televisión podía dañar los Servicios Médicos—respondió el doctor Alvarado.

-Yo tengo la obligación de protegerle la espalda al Regente de la ciudad.

-Perdóneme, doctor, pero no estoy de acuerdo con usted. Usted no es un guarura. Usted es el responsable del buen funcionamiento de cuatro hospitales de urgencia, cuatro hospitales generales, doce hospitales infantiles, un hospital para no asalariados y un hospital de ginecoobstetricia.

-Por eso mismo. ¿Se imagina usted el mal que nos hubiera hecho ese reportaje? El programa se trasmite a nivel nacional en una hora de gran audiencia.

-Nos hubiera beneficiado, señor Director. La gente debe conocer la realidad que vivimos. Se trata de los habitantes de la ciudad. Cualquiera de los millones de habitantes de esta ciudad puede requerir algún día de atención médica de urgencia por parte nuestra. ¿Si se desconoce la verdad, cómo esperar un cambio favorable? Ese programa pudo ser el inicio del cambio.

-Este tipo sabe utilizar las palabras adecuadas para desacreditar, doctor Alvarado. ¡Y sobre todo las imágenes! Filmó todo. Había más de diez pacientes tumbados en el piso, ¡en el suelo doctor!, del servicio de urgencias y de los pasillos. Otros tantos hacían cola afuera del servicio de rayos equis para que les tomaran radiografías. Entrevistó a una docena de personas, todas muy molestas y agresivas, que estaban en la sala de espera y a otras tantas en el área de urgencias. Incluso a personal nuestro. Me mostró el video, nos iba a hacer trizas.

-No lo veo así. No filmó nada que fuera nuevo. Lo que filmó es frecuentísimo. Todo lo que podía mostrar eran carencias. Nada más. Tenemos ocho cubículos, señor Director, con capacidad para un máximo de diez camillas. Un sólo técnico de rayos equis y un sólo aparato para tomar radiografías. Esa noche estaban llegando heridos al hospital, graves o no tanto, a un ritmo de ocho por hora. Todos cuantos esperaban turno para ser radiografiados habían sido explorados y tenían orden elaborada para toma de placas. Los heridos que estaban en el piso tenían sueros conectados o férulas inmovilizando fracturas. Los más graves ocupaban todos los espacios disponibles en los cubículos. En los dos quirófanos estaban operando los cirujanos. Había pacientes quirúrgicos esperando turno en el área de observación. Era un doce de diciembre señor director y los otros tres hospitales de Urgencias estaban sobresaturados. Todo llegaba a nosotros. La Cruz Roja ya había avisado que no podía recibir a un paciente más.

-Si usted hubiera visto esas imágenes, doctor Alvarado . . .

Un joven de veintidós años resbaló en el baño de su casa, cayó al suelo y se golpeó el antebrazo derecho. La deformidad del mismo era notoria. Fue llevado al hospital por su hermano, un tipo petulante y altanero. Eran las ocho de la noche.

El joven fue explorado, se hizo el diagnóstico clínico de fractura cerrada de cúbito y radio en su tercio inferior, lo cual se corroboró radiológicamente treinta minutos después. El problema fue que se habían terminado las vendas de yeso en el hospital. Se solicitó al hermano que fuera a comprarlas. Éste, hecho un energúmeno, se negó alegando que el hospital tenía la obligación de contar con todo lo necesario.

¡Como si los hospitales fueran entes responsables y tuvieran la obligación de algo!

En lugar de ir en su flamante automóvil a conseguir las vendas de yeso que se le pidieron, en una farmacia precisa que se le indicó, el *junior* altanero le habló a su amigo, "el chantajeador". Un muy conocido, en aquella época, comentarista de la televisión. Conocido por amarillista, y cabrón.

Las vendas fueron finalmente conseguidas, ante la negativa del *junior*, en uno de los hospitales infantiles del sistema, para lo cual tuvo que movilizarse una ambulancia.

Tres horas después, cerca de la media noche, ya dado de alta el joven fracturado, cuando el servicio de urgencias del hospital estaba a reventar, el "chantajeador" se presentó haciendo alarde de equipo y tecnología: Reflectores, cables, lámparas, micrófonos, credenciales, siglas "atemorizantes" de una empresa televisiva.

Mientras este "informador" filmaba el caos que se había armado en el servicio de urgencias, y aprovechaba la angustia de muchas personas que atiborraban la sala de espera, en los dos quirófanos del hospital estaban operando dos equipos de cirujanos altamente calificados. Cualquier combinación de casos que a usted se le ocurra es válida. Le reparaban el hígado portador de trescientos pesos en billetes a José Guadalupe Alpuche y le reparaban dos orificios en el corazón a un joven de diecisiete años; o reparaban las lesiones de la jovencita accidentada en la moto y le salvaban la pierna a un niño de once años.

Cuando el comentarista de la televisión hacía su "trabajo", un médico avisó por teléfono al director del hospital que un comentarista de televisión filmaba imágenes que podían ser mal interpretadas. El director del hospital habló con el Director de Servicios Médicos del incidente. Fue así como éste y el "chantajeador" se reunieron. La cita fue al día siguiente en las oficinas de "chantajeador, el cual transmitiría el reportaje en su programa dominical.

-Usted filmó escenas—adujo el Director General de los Servicios Médicos—que no traducen la realidad que se vive en nuestros hospitales. Mientras lo hacía, en la Unidad de Cuidados Intensivos del hospital se manejaban seis pacientes en estado crítico. En las salas de operaciones se salvaban dos vidas. Incluso en el servicio de urgencias, que usted filmó, no había un sólo paciente sin atención, estuvieran en camillas o estuvieran en el piso.

-Yo tengo imágenes, doctor—respondió el sujeto—lo demás no importa.

-¿¡No importa!? Se operaron seis casos muy graves esa noche, con éxito. Todos los pacientes de terapia intensiva están bien y se manejaron más de cien urgencias menores. Todas las personas que usted filmó a las doce, acostadas en el piso, fueron atendidas y dadas de alta antes de las tres de la mañana. ¿A usted no le importa eso?

-¿Y . . .? Mi trabajo es reportar lo que veo. ¿Qué pretende usted?

-Le pido que no transmita esas imágenes en su programa. Lo invito, cuando usted guste, a visitar nuestros hospitales en diferentes turnos, para que haga un reportaje serio de la realidad que vivimos. Le pido que construya, no que destruya.

-Podría aceptar, pero usted tendría que cooperar conmigo.

-¿Cooperar?, por supuesto. Yo mismo lo acompañaría en su recorrido por nuestros hospitales.

-Entendámonos, doctor. No sea inocente. Tengo un hermano médico al que le interesan las "urgencias". No ha logrado obtener un nombramiento en los Servicios Médicos del Departamento del Distrito Federal, porque no hay plazas disponibles. Quiero una plaza para él. Una plaza de jefe de servicio.

-¿Una plaza de jefe de servicio?

-Exactamente.

-¿En cuál hospital y en qué especialidad?

-En el hospital que usted quiera, y para la especialidad que esté disponible. Él de cualquier manera no dispone de tiempo libre para trabajar.

-¿Me quiere usted decir que su hermano, interesado en urgencias médicas, lo que quiere es cobrar cada quincena?

-Parece que ya nos entendimos, doctor. Usted tiene la palabra.

Quién sabe cuántos años haya cobrado este pseudomédico, hermano de un *gángster* de los micrófonos, por no trabajar en los Servicios Médicos del Departamento del Distrito Federal.

¿Seguirá cobrando?

Mientras él cobra, otros trabajan. Mientras un hermano chantajea a gente de bien, pero políticamente "comprometida", lo que la convierte en cómplice, otro hermano, también ladrón, recibe su quincena; un regalo libre de descargas adrenalínicas.

Entretanto, todos los días muchos médicos, como los doctores Nieto, Pérez Jácome, Pombo, Islas, Alvarado, Morales, Alcántara, Paredes, Varela, Juárez, Negrete, Luengas, García Irazoqui, Rubio, Chacón, Arévalo, Hernández y Nancy por citar a algunos, libran batallas éticas, ejemplares, contra la enfermedad, los traumatismos, la deshonestidad y la muerte.